Natürliche Schönheit für Ihre Haut

Rezeptbuch für selbstgemachte Kosmetik

Das praxisbezogene Kosmetikbuch.

Claudia Kapschinski   Birgitt Krämer

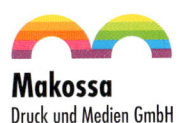

Makossa
Druck und Medien GmbH

Inhalt

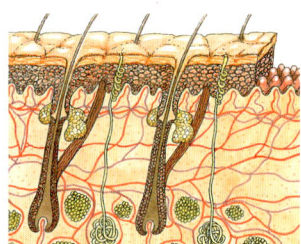

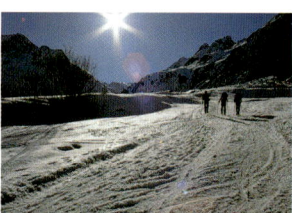

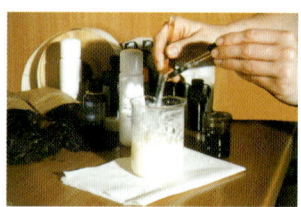

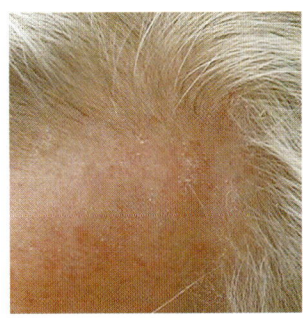
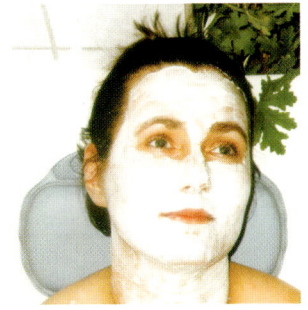
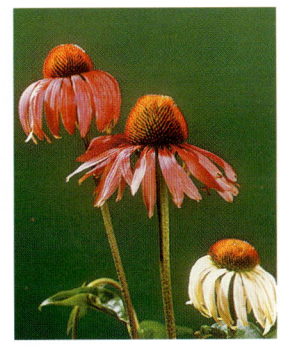

Unsere Haut

Eine makellose, faltenfreie Haut ist der Wunschtraum vieler Menschen. Leider sieht die Wirklichkeit oft anders aus. Zu welchem Hauttyp man gehört wird durch die Vererbung festgelegt. Die richtige Pflege der Haut, eine vollwertige, vitaminreiche Ernährung und eine gesunde Lebensweise sind Faktoren, die jeder selbst beeinflussen kann.

Unsere Haut spiegelt unser Seelenleben wider. Sie reagiert, wenn wir gestreßt, glücklich oder unglücklich sind, wenn wir Angst haben, wütend oder glücklich sind. Hautprobleme treten meistens dann auf, wenn wir aus dem inneren Gleichgewicht kommen. Die Haut reagiert empfindlich oder durch Pickelbildung. Durch richtige Pflege kann die Haut zwar beruhigt werden, aber die Ursache für das Hautproblem ist damit nicht gefunden. Hautpflege kann äußerlich Einfluß nehmen, aber innerliche Probleme nicht lösen.

Hautprobleme können aber auch durch falsche Pflege der Haut auftreten. Eine gesunde, gepflegte Haut, in der man sich wohlfühlt, ist unabhängig vom Alter immer eine schöne Haut. Falten haben wir in unserem Leben erworben, sie haben unsere Lebensgeschichte mitgeschrieben und wir sollten lernen, sie zu akzeptieren.

Dieses Buch soll Ihnen dabei helfen, Ihre Haut besser kennenzulernen und Ihnen zeigen, wie die Haut richtig gepflegt wird, damit sie gesund und funktionstüchtig bleibt.

Funktionen der Haut

Funktionen der Haut

- Schutzfunktion
- Entgiftungsfunktion
- Speicherfunktion
- Regulativ für den Wasserhaushalt

Die Haut, unser größtes Organ, hat viele wichtige Aufgaben zu erfüllen. Sie ist die Grenzfläche zwischen innen und außen und schützt so den Körper vor schädlichen Einflüssen, wie Sonne, UV-Strahlen, Hitze, Kälte, Wasser, Bakterien und vielem mehr. Durch Ausscheidung von Schweiß und Schlackenstoffen sorgt sie für eine Entgiftung des Körpers. Bei einer Verletzung oder Infektion der Haut ist sie die erste Abwehrfront des Immunsystems. Sie ist Speicherorgan für schlechte Zeiten und schützt den Körper durch das Unterhautfettgewebe vor Stößen und Verletzungen. Sie reguliert den Wasserhaushalt.

Die Haut hat eine Größe von 1,6–1,8 m². Eine gesunde und funktionstüchtige Haut ist eine wichtige Voraussetzung für die Gesundheit unseres Körpers. Deshalb ist die richtige Pflege der Haut so wichtig.

Aufbau der Haut

Die Haut besteht aus drei Hautschichten: der Epidermis-Oberhaut, der Cutis-Lederhaut und der Subcutis-Unterhaut. Jede dieser drei Schichten ist noch in mehrere unterschiedliche Zellverbände unterteilt.

Die Epidermis

Die Epidermis, die äußerste Schicht der Haut, besteht aus der Hornschicht, der Barriereschicht, der Stachelzellenschicht und der Basallzellenschicht. In der Basallzellen- und der Stachel- zellenschicht, auch Keimzellenschicht genannt, wird der Zell- nachschub gebildet (s. Graphik S.11). Hier entsteht die neue Haut. Die neuen Zellen werden allmählich, durch die bei der nächsten Teilung nachrückenden Zellen, nach oben gedrängt und verhornen langsam. Wenn sie bei ihrer Wanderung nach oben die Hornschicht erreicht haben, sind sie zu kernlosen, toten Hautschüppchen geworden, die oben abgestoßen werden. Dieser Prozeß, von der Neubildung der Zelle bis zum Verhornen und Abstoßen, beträgt 28 Tage. Im Alter verlangsamt sich dieser Prozeß. Bei der Schuppenflechte hingegen wird diese Spanne immer schneller, so daß man sogar in der Hornschicht Zellen mit Zellkern findet (s. Kapitel Schuppenflechte).

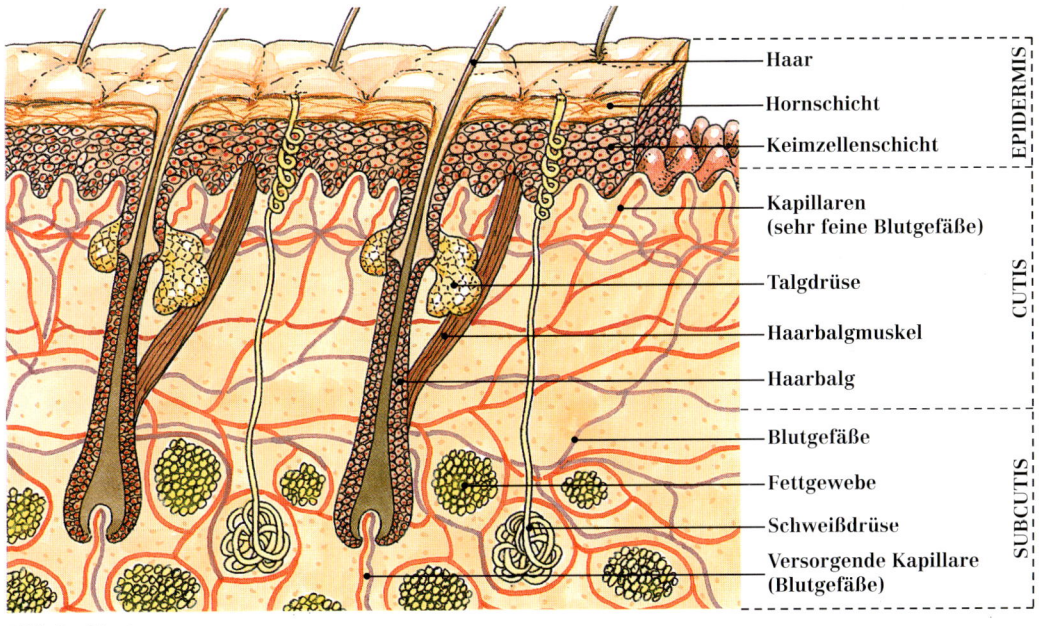

Bild der Haut

**Funktionen
des Hydrolipid-Mantels**

- Schutz vor Bakterien
- Schutz vor Wasserverlust
- Schutz vor Umwelt-
  einflüssen
- Schutz vor eindringen-
  dem Wasser

Der für die Kosmetik wichtigste Teil der Haut ist die **Hornschicht** (Stratum corneum) und der sich auf ihr befindliche **Hydrolipid-Mantel**, ein Wasser-und Fettfilm. Er sorgt dafür, daß die Hornschicht elastisch bleibt und so die Haut relativ undurchlässig gegen Bakterien ist. Die Lipide (Fett) bilden sich aus den Talgdrüsen, die sich in der Lederhaut befinden. Das Wasser kommt aus den Schweißdrüsen, die sich ebenfalls in der Lederhaut befinden. Beides verbindet sich durch das vorhandene Lecithin und Cholesterin und bildet den Hydrolipid-Mantel. Mit der Hornschicht zusammen schützt er die Haut vor eindringendem Wasser, verhindert aber auch, daß die Haut selbst unkontrolliert Wasser verliert. Er wirkt so einem Austrocknen entgegen und schützt vor schädlichen Umwelteinflüssen. Je nach Hauttyp ist der Hydrolipid-Mantel anders zusammengesetzt. Je mehr Fett die Talgdrüsen produzieren, desto fettiger ist die Haut. Der Hydrolipid-Mantel hilft auch als Schutz gegen Bakterien, da der pH-Wert im sauren Bereich liegt (5–6).

Dieser **Säureschutzmantel** hemmt das Wachstum von Krankheitserregern und verhindert, daß sie in die Haut eindringen können. Deshalb ist es eine der wichtigsten Aufgaben einer guten Hautcreme, den Hydrolipid-Mantel möglichst funktionstüchtig zu erhalten, bzw. einen schwachen zu unterstützen. Wird er durch Waschen zerstört, braucht eine gesunde Haut ca. 5–8 Stunden, bis er sich wieder bildet. Deshalb sind richtige Wasch- und Reinigungsprodukte, die die Haut nicht zu sehr entfetten, besonders bei einer trockenen und empfindlichen Haut wichtig. Der pH-Wert der Haut stellt sich nach ca. 30 Min. wieder ein.

Die Hornschicht schützt auch vor UV-Strahlen, indem sie die sogenannte Lichtschwiele bildet. Durch das UV-Licht wird die Zellneubildung angeregt und der Verhornungsprozeß beschleunigt; es kommt zu einer Verdickung der Oberhaut, der Lichtschwiele. Gleichzeitig wird in der Keimschicht Melanin gebildet und in die oberen Hautschichten transportiert. Melanin wirkt wie ein UV-Filter. Gute Sonnenprodukte fördern auch die Melaninproduktion und helfen durch vernünftigen UV-Schutz (UV-A und UV-B) der Haut, sich an die Sonne zu gewöhnen und sich selbst zu schützen.

Die Epidermis ist völlig frei von Blutgefäßen. Bei oberflächlichen Hautabschürfungen nässen die Wunden nur, sie bluten nicht. Die Flüssigkeit kommt aus den Lymphgefäßen, die in der Keimschicht enden. Wegen der enormen Regenerationsfähigkeit der Epidermis heilen Schürfwunden ohne Narbenbildung. Die Epidermis wird von der unter ihr liegenden Cutis ernährt. Sie ist zapfenförmig fest mit der darunterliegenden Cutis verbunden.

Die Cutis

Die Cutis besteht aus Bindegewebe, einem Fasergeflecht aus elastischen und straffen Faserbündeln, den sogenannten elastinen und collagenen Fasern. Das Collagen besitzt als Eiweißkörper die Fähigkeit, Wasser zu binden und zu speichern. Beide Fasern sind in eine Grundsubstanz eingebettet, die ebenfalls Wasser binden kann. Im Alter läßt das Wasserbindevermögen der collagenen Fasern nach. Durch den verringerten Wasserhaushalt sinkt die Spannung des Bindegewebes und es entstehen Falten. Im oberen Teil der Cutis befinden sich die feinen Blutkapillaren, die für die Ernährung der Oberhaut wichtig sind. Weiter befinden sich in der Cutis die Talg- und Schweißdrüsen, Lymphgefäße, Muskeln, Wärme-Kälterezeptoren, Arterien und Venen. Die Hauptaufgaben der Cutis sind die Ernährung der Oberhaut und die Erhaltung der Elastizität der Haut.

Funktion der Cutis
- sie bindet und speichert Wasser
- sie ernährt die Haut durch die Blutkapillaren
- sie sorgt für die Elastizität der Haut

Die Subcutis

Die Subcutis wird aus lockerem Bindegewebe gebildet, in dem sich Fettzellpakete befinden. Sie dienen der Wärmeisolation, Nährstoffreserve und als Stoßdämpfer.

Hautanhangsgebilde
Die Schweißdrüsen

Die Schweißdrüsen liegen zwischen Cutis und Subcutis. Der untere Teil der Drüse, der den Schweiß absondert, ist zu einem Knäuel aufgerollt und setzt sich über den Schweißdrüsengang weiter nach oben bis zur Epidermis fort. Er mündet in einer eigenen Öffnung, der Schweißpore. Die Haut enthält etwa 2–3 Millionen Schweißdrüsen. Sie regeln die Körpertemperatur, die Ausscheidung von Stoffwechselprodukten und schützen die Haut durch die Bildung des Hydrolipid-Mantels gegen äußere Einflüsse.

Die Talgdrüsen

Die Talgdrüsen sind große Drüsen, die zum Haar gehören und deshalb auch Haarbalgdrüsen genannt werden. In den Basallzellen der Talgdrüsen wird das Sebum (Hauttalg) gebildet; es steigt nach oben, verhornt aber nicht, sondern verfettet. Es zerplatzt und bildet ein ölig-talgartiges Sekret.
Die Menge des gebildeten Hauttalgs bestimmt den Hauttyp. In der Pubertät, ausgelöst durch männliche Keimdrüsenhormone (Androgene), steigert sich die Talgsekretion. Manchmal kommt es zu einer überschießenden Talgbildung, die das Entstehen der jugendlichen Akne begründet.

Tugor und Tonus

Tugor ist die Innendruckspannung der Haut. Zwei Drittel des Tugors werden durch den Kapillardruck gesichert, der Rest durch die Interzellularflüssigkeit und das Quellvermögen der Stoffe zwischen den Zellen. Nicht nur Erkrankung, sondern auch falsche Ernährung, z.B. zuviel Salz, unausgewogene Zufuhr von Mineralien und zu wenig Flüssigkeit wirken sich negativ auf den Tugor aus. Schädlich für den Tugor sind auch regelmäßige Sonneneinstrahlung, Genußmittel, Medikamente und alles, was eine gute Durchblutung stört. Um möglichst lange einen konstanten Tugor zu haben, ist es wichtig, ausreichend Flüssigkeit zu sich zu nehmen und sich ausgeglichen zu ernähren.

Durch die Einnahme von Kieselerde, Calcium und Magnesium kann man dieses noch unterstützen. Kochsalz ist in kleinen Mengen wichtig, um den osmotischen Druck aufrecht zu erhalten, in größeren Mengen führt es jedoch zu einer Entquellung der Gefäßwände und damit zu einer Störung des Stoffaustausches und somit zu einer Verminderung des Tugors.

Der Tonus ist der Spannungszustand von Gewebe und Muskeln. Man unterscheidet den Gewebetonus, der abhängig von der Elastizität des Bindegewebes ist und den Muskeltonus, der im Zusammenhang mit der Aktivität der Muskulatur steht. Das Bindegewebe ist abhängig von der Erbanlage. Durch konsequentes Training ohne Überforderung kann man das Bindegewebe straffen. Der Muskeltonus ist je nach Typ unterschiedlich. Jeder Muskel muß zur Aufrechterhaltung und Steigerung der Leistung trainiert werden. Die Muskeln sind ein wichtiges Hilfsmittel zur Durchblutung und sorgen für die Nährstoffversorgung und -entsorgung des Gewebes.

Durch Aktivierung der Muskulatur erhöht sich ihr Tonus und vergrößert sich ihr Umfang, wodurch die Haut optisch straffer wirkt. Bei Diäten ist es wichtig, Gewicht langsam zu verlieren, da es sonst zu einer Entwässerung des Gewebes und zu einem Muskelabbau kommt. Je unausgewogener die Nährstoffzufuhr ist, um so schlimmer sind die Auswirkungen auf die Haut.

> **Wichtig für einen guten Tugor und Tonus sind:**
> - eine ausgewogene Ernährung
> - viel Flüssigkeit
> - ausreichende Mineralversorgung
> - Aktivierung der Muskulatur

Die Alterung der Haut : Falten : Schicksal oder was kann man tun?

Im Gegensatz zu den meisten anderen Eiweißstoffen werden die collagenen Fasern der Haut nicht laufend erneuert. Nach Ablauf der Pubertät altern die Collagenfasern, sie können sich nicht mehr gegeneinander verschieben, wodurch die Haut ihre Elastizität verliert. Es kommt zur Faltenbildung. Gleichzeitig nimmt die Menge an Gewebeflüssigkeit der Haut ab, sie wird trockener. Schließlich sinkt, wegen der verringerten Nährstoff- und Sauerstoffversorgung, die Teilungsrate der Zellen in der Keimzellenschicht und die Haut wird dünner. Die Zahl der teilungsfähigen Zellen in der Keimzellenschicht nimmt ab. Die Folge sind unregelmäßige Verhornung und Faltenbildung. Abhängig vom Alter nimmt die Zahl der „Leberflecke" oder Altersflecke zu, während die Hautpigmentierung durch den Rückgang aktiver Melanozyten abnimmt.

Schon bei der Geburt eines Menschen steht fest, wo er später Falten bekommt. Es ist schon in den Genen festgelegt. Grundlegend kann man an den Falten daher nichts ändern. Man kann jedoch Zeitpunkt und Intensität beeinflussen. Das Altern kann man nicht verhindern, aber man kann die Faktoren mildern, die zu einer vorzeitigen Hautalterung führen. Hierzu gehören UV-Strahlen, Streß, ernährungsbedingte Unterversorgung und Rauchen, alles Faktoren, die jeder selbst beeinflussen kann.

Auch falsche oder fehlende Hautpflege kann die Alterung der Haut beschleunigen. In der Kosmetik gibt es einige Stoffe, die einer frühzeitigen Alterung vorbeugen sollen. Sie wirken nach zwei Prinzipien.

> **Faktoren, die zu einer vorzeitigen Hautalterung führen:**
>
> - UV-Strahlen
> - Rauchen
> - falsche Ernährung
> - Streß
> - falsche Pflege der Haut

a) Die Moisturizer

Die Faltentiefe der Haut wird durch Anlagerung von Wasser in oder auf der Haut gemildert. Eine gut mit Feuchtigkeit versorgte Oberhaut wirkt praller. Diesen Effekt erreicht man durch wasserbindende Substanzen, den sogenannten Moisturizer, wie z.B. der Hyaluronsäure, die mit einem großen Molekulargewicht auf der Haut bleibt und nach Bedarf Wasser „anbietet". Der Harnstoff hat kleine Moleküle, kann deshalb in die Haut eindringen und dort die Feuchtigkeit halten.

b) Abwehrstimulantien
Ödemisierung

Hierbei nutzt man den Abwehr- und Reparaturmechanismus der Haut. Man reizt das Immunsystem durch eine körpereigene Substanz und der Körper reagiert mit verstärkter Durchblutung, um Immunzellen heranzutransportieren und um mit Ödemisierung Fremdsubstanzen, zerstörtes Gewebe über die Lymphe abzutransportieren. Die Ödemisierung unterpolstert die Falten. Mehrere Forschergruppen arbeiten augenblicklich an diesem Prinzip. Da bei dieser Methode das Immunsystem immer angesprochen wird, kann es zu allergischen Reaktionen kommen. Es ist fraglich, ob man sein Immunsystem permanent reizen soll.

Reparaturmechanismen

Eine Reparatur der Haut kann man auch über eine Verletzung des Gewebes erreichen. Hierbei werden aggressive Stoffe eingesetzt, wie z.B. Fruchtsäuren. Sie ätzen die Haut an und regen sie dadurch zur Neubildung an. Eine hochprozentige Fruchtsäure oder Vitamin A Säure Behandlung verletzt die Haut, sie rötet sich, schwillt an, schält sich ab und bildet sich neu. Diese Behandlungsmethode ist bei einer Aknenachbehandlung (Aknenarben) sinnvoll, bei einer Faltenkur aber fraglich. Neu ist auch die Behandlung mit Sauerstoff, der tief in die Haut eindringt und die Haut anätzt. Nebenwirkungen dieser Regenerationsmaßnahmen sind Herabsetzung der Schutzfunktion der Haut und vorzeitiges Altern durch Anregung der Zellteilung. Alle Methoden bringen nur kurzfristigen Erfolg und haben teilweise verheerende Nebenwirkungen. In der Naturkosmetik haben diese Methoden deshalb auch nichts zu suchen.

Vorbeugende Wirkstoffe

Zu dieser Gruppe, die der Hautalterung vorbeugt, gehören Lichtschutzpräparate und Radikalfänger, wie die Vitamine E, A, C. Besonders die Kombination Vitamin E und C ist sehr wirksam. Diese Vitamine fangen radikalen Sauerstoff aus der Umwelt und Haut ab, damit dieser nicht mit der Haut reagieren und die vorzeitige Alterung fördern kann.

Ein ausreichender Sonnenschutz, besonders in den Sommermonaten, ist der beste Schutz gegen Falten.

Was kann man noch tun?

Bei dicker, schlecht durchbluteter Haut kann man durch Rotlicht, Massage, Masken, durch alles, was Wärme entwickelt, die Durchblutung und somit auch den Stoffwechsel anregen. Gut geeignet für eine Massage ist der Loofahschwamm. Nach einer sanften Massage dringen die Wirkstoffe der Creme besser ein. Sinnvoll bei dünner, empfindlicher Haut sind Kühlpackungen (kein Eis), Blaulichtbestrahlung, Feuchtigkeitsmasken und ganz sanfte Massage, um die Nährstoffzufuhr anzukurbeln, ohne die Haut zur Durchblutung anzuregen.

Wirkstoffe, die einer frühzeitigen Hautalterung vorbeugen

- feuchtigkeitsbindende Wirkstoffe, wie Hyaluronsäure und Harnstoff
- Vitamin A, E, C als Radikalfänger
- Sonnenschutzfilter
- Wirkstoffe, die die Durchblutung und die Nährstoffzufuhr anregen

Die Hauttypen

Die normale Haut

Die normale Haut ist feinporig, gut durchblutet und elastisch. Sie hat einen intakten Spannungszustand, keine Hautunreinheiten, keinen Fettglanz und der Hydrolipid-Mantel ist intakt. Dieser Hauttyp ist nach der Pubertät heute äußerst selten.

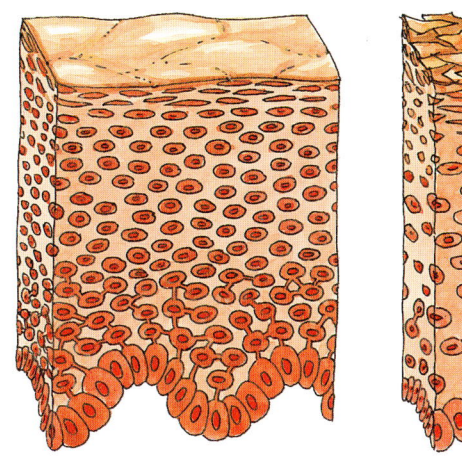

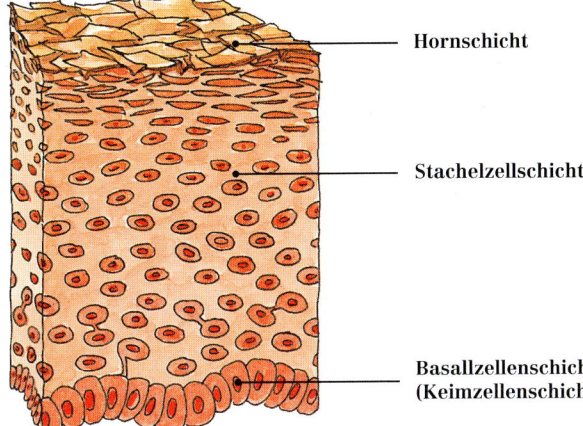

Hornschicht

Stachelzellschicht

Basallzellenschicht
(Keimzellenschicht)

Gepflegte Haut **Ungepflegte Haut**

Pflege der normalen Haut

Die normale Haut braucht außer einer schonenden Reinigung nur eine leichte Schutzcreme gegen Umwelteinflüsse.

Die trockene Haut (Sebostase)

Die trockene Haut bindet zu wenig Fett und Feuchtigkeit, so daß die Haut rauh, schuppig und sogar rissig werden kann. Sie hat kleine, feine Poren, kaum Hautunreinheiten und verliert schnell ihre Elastizität, sie altert schneller. Oft findet man kleine erweiterte Äderchen im Wangenbereich (Teleangiektasien).
Häufig leidet die trockene Haut unter Feuchtigkeitsmangel, da sie weniger Feuchtigkeit binden kann.
Die trockene, empfindliche Haut neigt außerdem zu Hautunverträglichkeiten oder sogar allergischen Reaktionen.
Die trockene, anspruchsvolle Haut (ältere Haut) weist bereits sichtbare Zeichen des Älterwerdens auf. Es haben sich schon Falten gebildet, die Hautspannung ist vermindert und die Zellneubildung verlangsamt sich. Die Zellen sind flacher und dünner und die Collagenfasern zerfallen langsam.

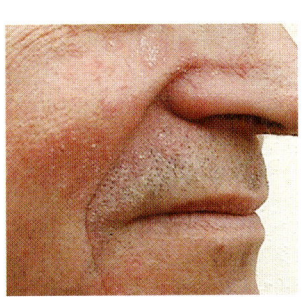

Trockene Gesichtshaut

Pflege der trockenen Haut

Gesichtswässer dürfen keinen Alkohol enthalten, sie würden die Haut noch zusätzlich entfetten. Die Tages- und Nachtcreme schützen die Haut und führen ihr das nötige Fett und Wasser zu. Eine gute Creme kann zwar den Hydrolipid-Mantel nicht ersetzen, aber eine ähnliche Schutzwirkung erzielen.

Die trockene, empfindliche Haut wird ähnlich gepflegt wie die trockene Haut. Hier muß jedoch besonders großer Wert auf hautverträgliche Stoffe mit möglichst wenig allergenem Potential gelegt werden. Die eingesetzten Wirkstoffe machen die Haut gegenüber Einflüssen von außen unempfindlich. Die trockene, anspruchsvolle Haut braucht eine Creme, die die Haut intensiv fettet und gleichzeitig genug Feuchtigkeit enthält (Emulsionstyp W/O). Gleichzeitig sollte sie leicht anregend, belebend und durchblutend auf die Haut wirken und ihr das zuführen, was sie braucht, aber selber nicht mehr produzieren kann.

Pflege der trockenen Haut

- Reinigungsmilch
- Gesichtswasser ohne Alkohol
- Tages- und Nachtcreme mit ausreichend Fett und Feuchtigkeit
- feuchtigkeitsspendende Augengele
- Feuchtigkeitsmasken mit anregenden, durchblutungsfördenden Wirkstoffen (alle zwei Wochen)
- Crememasken mit Vitaminen und anregenden Wirkstoffen (alle zwei Wochen)
- sanftes Peeling alle zwei bis drei Wochen

Die fettige Haut (Seborrhö)

Bei der fettigen Haut unterscheiden wir zwischen zwei Typen, der Seborrhö oleosa und der Seborrhö sicca. Bei der öligen Seborrhö (oleosa) ist die Haut mit einem öligen, glänzenden Film überzogen. Besonders in der sogenannten T- Zone (Stirn-Nase-Kinn) ist die Talgproduktion erhöht. Die Haut ist großporig und oft schlecht durchblutet. Sie ist robuster als trockene Haut und neigt weniger schnell zur Faltenbildung.

Die trockene Seborrhö (sicca) hat nicht den öligen Fettfilm. Sie schuppt leicht und macht dadurch auf den ersten Blick einen eher trockenen Eindruck. Die Talgdrüsen sondern festen Talg ab, der meist auch an Schuppen gebunden ist, so daß die Gesichtshaut an den Wangen oft matt und stumpf aussieht. In der T-Zone ist die Haut leicht fettig. Durch Zersetzungsprodukte im Hauttalg können juckende Ekzeme entstehen.

Pflege der fettigen Haut

Wichtig ist bei der fettigen Haut eine gründliche Reinigung, die zwar sanft, aber etwas entfettend sein darf. Das Gesichtswasser sollte adstringierende (zusammenziehende) Wirkstoffe enthalten und etwas Alkohol. Die Tages- und Nachtpflege besteht aus einer leichten Feuchtigkeitscreme, die auf die Überproduktion der Talgdrüsen beruhigend wirkt.

Zwischendurch sind durchblutungsfördernde Masken sinnvoll, wobei jedoch wichtig ist, daß die Haut anschließend wieder beruhigt wird, da sonst die Talgdrüsen erneut aktiviert werden.

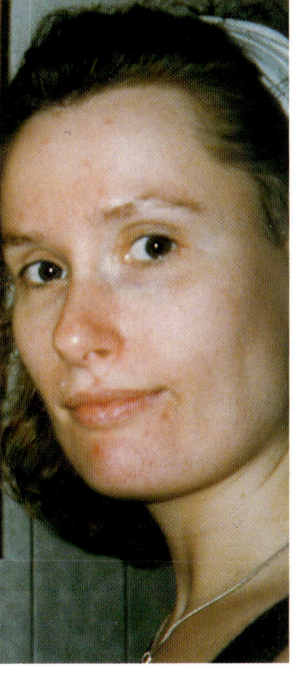

Unreine Haut/Aknehaut

Pflege der fettigen Haut

- Reinigungsgel oder Milch
- leicht alkoholisches Gesichtswasser
- leichte Feuchtigkeitscreme mit beruhigenden Wirkstoffen und
- bei Hautunreinheiten mit entzündungshemmenden Wirkstoffen
- Feuchtigkeitsmasken mit durchblutungsfördernden und entzündungshemmenden Wirkstoffen
- Dampfbäder mit entzündungshemmenden Kräutern einmal pro Woche
- Peeling alle zwei bis drei Wochen

Akne

Die jugendliche Akne entsteht, wenn zu Beginn der Pubertät die Hormondrüsen ihre Tätigkeit aufnehmen und klingt langsam ab, wenn der Hormonspiegel sich normalisiert hat. Sie tritt besonders in der T-Zone auf. Durch die vermehrte Fett- und Talgabsonderung und die gesteigerte Neubildung der Hornzellen verstopfen die Poren und es bilden sich Mitesser (Komodome). Durch den Talgdrüsenverschluß dringt Talg in das umgebene Gewebe ein und es kommt zu Entzündungen. Leichte Akne kann noch selbst behandelt werden, schwere Fälle gehören in die Hand eines Hautarztes.

Eine Akne im Erwachsenenalter kann viele Ursachen haben, z.B. falsche Ernährung, psychische Probleme, Streß, Medikamente und vieles mehr. Die Neigung zur Akne ist in vielen Fällen erbbedingt.

Pflege der Aknehaut

Die Pflege, solange die Akne noch in einer leichten Phase ist, ist ähnlich wie die der fettigen und unreinen Haut.

Wichtig ist auch hier die Reinigung, damit übermäßige Talgmengen entfernt werden.

Zusätzlich werden die Reinigungspräparate leicht sauer eingestellt, damit sie ein Aufquellen der Haut verhindern. Sauer eingestellte Emulsionen haben außerdem eine entzündungshemmende Wirkung, gleichzeitig wird die Haut leicht ausgetrocknet.

Die Pflegecreme ist eine leichte, möglichst fettarme O/W-Emulsion. Sie soll schnell einziehen, aber nicht fetten. Erhöht man den Emulgator in der Creme, so kann dieser zusätzlich mit dem auf der Haut befindlichen Fett emulgieren. Fettarme Emulsionen begünstigen zudem das Eindringen von Wirkstoffen in die Haut. Die eingesetzten Wirkstoffe sollen die Talgproduktion normalisieren und entzündungshemmend auf die Haut wirken. Besonders gute Erfahrungen bei der Behandlung von Akne hat man mit Teebaumöl gemacht. Man muß allerdings wissen, daß gerade bei Teebaumölprodukten sich in der ersten Zeit das Hautbild verschlechtert. Dieses ist aber normal, da sich durch die Verwendung der Produkte zu Anfang die Hautporen öffnen und die bisher festsitzenden Hautunreinheiten austreten. Anschließend wird der normale Talgfluß reguliert und das Hautbild wieder normalisiert.

Pflege der Aknehaut

- Reinigungsgel oder Milch
- Fettarme Feuchtigkeitscreme leicht sauer eingestellt, mit entzündungshemmenden Wirkstoffen
- Feuchtigkeitsmasken mit Teebaumöl oder Masken mit Heilerde
- Peeling, wenn möglich, alle zwei bis drei Wochen
- Aknepickelgel mit Teebaumöl
- Gesichtsdampfbad mit abheilenden Kräutern, alle zwei Wochen

Mischhaut

Das Hautbild der Mischhaut ist zweigeteilt. Im Wangenbereich, in der Jochbeingegend und am Hals ist die Haut dünn, trocken und feinporig. Hier braucht die Haut eine fettreiche Creme.

In der T-Zone (Stirn, Nase, Kinn) ist die Haut großporig, hat viele Talgdrüsen und ist daher wesentlich fettiger. Je nachdem, wie ausgeprägt diese beiden Hautbilder sind, tendiert die Haut zum fettigen oder zum trockenen Hautbild. Die Mischhaut ist häufig empfindlich und reagiert schnell auf Umwelteinflüsse.

Pflege der Mischhaut

Die Pflege der Mischhaut hängt davon ab, zu welchem Hautbild sie tendiert. Meistens sind die Cremes für trockene, feuchtigkeitsarme Haut richtig. Die Wirkstoffe sollten die Haut stärken und sie vor Umwelteinflüssen schützen. Die T-Zone wird nur äußerst sparsam eingecremt. Man kann das Eincremen auch einmal vergessen. Sollte es in diesem Bereich zur Pickelbildung kommen, benutzt man eine Creme gegen fettige Haut.

Ein Peeling kann man in der T-Zone öfter anwenden als im übrigen Gesicht.

Pflege der Mischhaut

- Reinigungsmilch
- Gesichtswasser mit etwas Alkohol
- Tages- und Nachtcreme mit stärkenden und schützenden Wirkstoffen
- Peeling alle zwei Wochen
- Gesichtsdampfbäder zweimal im Monat mit beruhigenden und stärkenden Kräutern
- Feuchtigkeitsmasken, im Wangenbereich auch Crememasken

Die kindliche Haut

Die kindliche Haut ist im Aufbau der erwachsenen Haut ähnlich, unterscheidet sich aber in einigen Punkten.

Die Hornschicht ist wesentlich dünner, die Talgdrüsen sind noch nicht aktiv, die Haut hat einen höheren pH-Wert und sie produziert weniger Melanin als die erwachsene Haut. Das bedeutet, daß der Hydrolipid-Mantel des Kindes relativ schwach ist und daher seine Schutzfunktion noch nicht ausreichend erfüllen kann. Deshalb braucht die kindliche Haut besondere Schutzcremes, die sie vor Kälte, Sonne und Umwelteinflüssen schützen. Sie braucht besonders milde Reinigungssubstanzen, damit die Haut nicht zu sehr entfettet wird. Wichtig ist ein hoher Sonnenschutz, da die Haut noch keinen Eigenschutz aufgebaut hat. Während der ersten 18 Jahre nehmen Kinder bereits bis zu 80% der Lebensdosis UV Strahlen auf. Wer sich im Kindesalter ungeschützt in der Sonne aufhält, legt den Grundstein für späteren Hautkrebs.

Pflege der kindlichen Haut

- mildes Waschgel
- Schutzcremes
- im Sommer hoher UV-Schutz

Couperose

Couperose, auch Teleangiektasien genannt, sind erweiterte Kapillargefäße im Gesicht, vor allem auf der Nase und im Wangenbereich. Sie tritt vorwiegend bei Frauen zwischen 30 und 50 Jahren auf. Betroffen sind häufig Menschen, die zu Akne neigen. Meistens liegt eine angeborene Schwächung der feinen Blutgefäße vor. Auch scheinen Schilddrüse und Keimdrüsen sowie die Wechseljahre eine wichtige Rolle zu spielen. Aber auch Genußmittel, wie Kaffee, Alkohol, Nikotin, scharfe Gewürze sowie Umwelteinflüsse und extreme Temperaturunterschiede, begünstigen dieses Hautbild. Alle diese Faktoren verändern allmählich die normalen Fließeigenschaften des Blutes und begünstigen den Stau in den Gefäßen. Zur Pflege dieses Hautbildes werden vor allen Dingen beruhigende und ausgleichende Wirkstoffe eingesetzt, wie z.B. Johanniskrautöl. Gleichzeitig müssen die schwachen Gefäße gestärkt und gefestigt und die Durchblutung normalisiert werden. Hier hat sich die Lympdrainage besonders gut bewährt, da sie die Staus in den Kapillargefäßen löst, so daß das Blut wieder ungehindert fließen kann.

Wichtig ist eine ausreichende Versorgung mit Vitamin C, da dieses Vitamin die feinen Kapillargefäße schützt.

Pflege der Couperose

Die Pflegecreme für dieses Hautbild darf keine durchblutungs-fördenden Wirkstoffe enthalten.

Durchblutungsfördernde Wirkstoffe sind z.B. Algenwirkstoffe, Apfelessig, Heilerde und Schlamm aus dem Toten Meer.

Dampfbäder sind nicht erlaubt. Stattdessen kann man kühle Kompressen auflegen. Masken dürfen nicht luftdicht ab-schließen. Geeignet sind Feuchtigkeits- und Crememasken mit beruhigenden und stärkenden Wirkstoffen. Alles, was die Haut anregt, wie extreme Hitze und Kälte, sollte vermieden werden. Im Sommer ist ein hoher Sonnenschutz, am besten ein Sun-blocker, richtig. Direkte Sonne sollte man meiden. Im Winter schützt man die Haut durch eine Fettcreme.

Festigende und stärkende Wirkstoffe sind z.B. Da Zao, Hamamelis, Zi Cao.

Pflege der Couperose

- Reinigungsmilch
- Gesichtswasser mit adstringierenden Wirkstoffen
- Tages- und Nachtpflege mit festigenden und stärkenden Wirkstoffen
- Kompressen mit kühlenden und stärkenden Wirkstoffen
- Feuchtigkeits- und Crememasken mit beruhigenden, kräftigenden Wirkstoffen, die die Durchblutung normalisieren

Die unterschiedlichen Hauttypen

Normal:
- kleine Poren
- gut durchblutet
- ausreichend mit Fett und Feuchtigkeit versorgt

Trocken:
- nicht ausreichend mit Fett oder / und Feuchtigkeit versorgt
- kleine Poren, meist schuppig spannend

Mischhaut:
- T-Zone fettig
- vergrößerte Poren in diesem Bereich
- im Wangenbereich trocken

Fett:
- übermäßige Talgproduktion, dadurch oft verstopfte, vergrößerte Poren und überfettete Haut
- Neigung zu Hautunreinheiten
- schlecht durchblutete Haut
- Neigung zu verhornter, dicker, oft fahler Haut

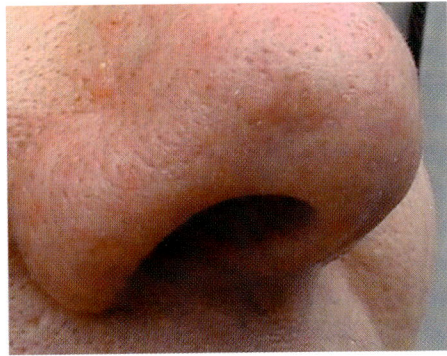

Couperose an den Nasenflügeln

Pflege der Haut

Um die Haut möglichst lange gesund und funktionstüchtig zu erhalten, ist es wichtig, sie je nach Hauttyp, richtig zu pflegen. In diesem Kapitel werden die unterschiedlichen Reinigungs- und Pflegepräparate beschrieben und ihre Anwendung erklärt.

Reinigung der Haut

Tragen Sie das Reinigungsgel oder die Reinigungsmilch großzügig auf die trockene Haut auf und verteilen sie diese gut. Anschließend massieren Sie sie mit nassen Händen gut ein und nehmen Sie mit lauwarmem Wasser ab.

Klären der Haut mit Gesichtswasser

Nach der Reinigung benutzen Sie ein Gesichtswasser, um den Säureschutzmantel der Haut wieder zu stabilisieren. Es wird am besten mit einem Wattepad aufgetragen. Ein Gesichtswasser ist kein Ersatz für ein Reinigungsprodukt. Ein leicht alkoholhaltiges Gesichtswasser ist bei fetter Haut sinnvoll. Es wirkt leicht adstringierend. Bei trockener Haut sind nur alkoholfreie Gesichtswässer zu empfehlen. Die Reinigung des Gesichtes mit Wasser und Seife ist nur bei unempfindlicher, leicht fettiger Haut denkbar, bei allen anderen Hauttypen raten wir davon ab.

> Stellen Sie ihr Gesichtswasser immer leicht sauer ein.

Peeling

Durch ein Peeling entfernt man die abgestorbene, verhornte Oberhaut. Bei stark verhornter, schlecht durchbluteter und inaktiver Haut ist ein Peeling besonders wichtig. Danach sieht die Haut frisch und gut durchblutet aus. Nach dem Entfernen der alten Hautschüppchen können Vitamine und Wirkstoffe besser von der Haut aufgenommen werden.

Das Peeling wird auf die trockene Haut aufgetragen und mit etwas Wasser in kreisenden Bewegungen einmassiert. Besonders an stark verhornten Stellen, wie Stirn und Kinn etwas länger massieren. Bei extrem trockener und empfindlicher Haut sollte man auf ein Peeling verzichten oder nur einzelne Stellen, wie Nase oder Kinn kurz und sanft peelen. Ein Peeling wird alle 2–3 Wochen angewandt.

Nach dem Peeling spült man die Peelingreste und die gelösten Hornschüppchen mit warmem Wasser ab.

Schleifkörper für das „mechanische" Peeling sind Schalen, wie Oliven- oder Mandelschalen, Seesand und Salz.

Masken

Bei Masken unterscheidet man zwischen Masken, die einen festen Film auf der Haut bilden und Präparaten, die weich bleiben, meistens Creme- oder Feuchtigkeitsmasken. Masken, die einen undurchlässigen Film bilden, bewirken einen Wärmestau, unter dem die Haut aufquillt und aufweicht. Die Haut wird stark durchblutet. Diese Masken sind nicht für Hauttypen geeignet, die empfindlich auf Wärme reagieren, wie z.B. bei Couperose. Creme- und Feuchtigkeitsmasken wirken erfrischend, kühlend und feuchtigkeitsspendend auf die Haut.

Tragen sie die Maske mit den Händen oder einem Pinsel großzügig auf Gesicht und Hals, eventuell auch auf das Dekolleté auf. Lassen sie dabei die Augenpartie frei. Die Packung sollte mindestens 10–20 Minuten auf der Haut bleiben. Anschließend alle Masken, außer Crememasken, mit lauwarmem Wasser abnehmen. Bei Crememasken nimmt man den Überschuß nur mit einem Papiertuch ab.

Besonders gut wirken Masken während man ein Bad nimmt, denn durch den warmen Dampf des Badewassers wird die Wirkstoffaufnahme gefördert.

Eine Maske wird ca. alle 2 Wochen angewandt.

Gesichtsdampfbad

Gesichtsdampfbäder wirken hautreinigend und durchblutungsfördernd. Sie öffnen die Poren und machen die Haut aufnahmebereit für die später aufgetragenen Wirkstoffe. Für ein Dampfbad nimmt man eine Hand voll Kräuter, gibt sie in eine Schüssel und übergießt sie mit ca. 1 l heißem Wasser. Man beugt sich mit dem Gesicht über den heißen Dampf. Für eine bessere Wirkung deckt man den Kopf mit einem Tuch ab. Die Dauer eines Dampfbades beträgt ca. 5 Minuten.

Dampfbäder

Dampfbäder wendet man bei trockener Haut nicht öfter als 1–2 mal im Monat an, bei fetter Haut 1 mal pro Woche. Bei Haut, die zur Couperose neigt, sollte man auf Gesichtsdampfbäder ganz verzichten.

Augengel

Das Augengel wird mit kreisenden Bewegungen leicht im Augenbereich einmassiert oder leicht eingeklopft. Niemals die empfindliche Augenpartie zupfen oder reiben.

Kompressen

Kompressen straffen und beruhigen, je nach Art der gewählten Kräuter. Für eine Kompresse stellt man einen Aufguß aus 2 Eßl. Kräutern und einem Liter kochendem Wasser her. Man läßt den Aufguß 15 Minuten ziehen. Dann drückt man die Kräuter gut aus, tränkt ein Gästehandtuch mit dem abgekühlten, aber noch warmen Kräutersud und legt es ca. 10 Minuten auf das zuvor gereinigte Gesicht. Anschließend kühlt man das Gesicht mit einem kalten Waschlappen für ca. 5 Minuten. Bei Couperose nur einmal pro Monat anwenden, wobei die Kompresse nur lauwarm sein sollte. Alle anderen Hauttypen wenden die Kompressen 1–2 mal im Monat an.

Selbstmassage

Im Kosmetikstudio ist die Massage das Kernstück einer kosmetischen Behandlung. Sie fördert das Wohlbefinden, die Entspannung und verbessert den Hautzustand.

Wirkstoffe können durch eine Massage besser eindringen. Durch richtiges Massieren wird der Spannungszustand der Muskeln verbessert und die Elastizität der Haut erhöht.

Nicht alle Massagegriffe und Arten kann man auch zu Hause durchführen. Wir haben einige leicht zu erlernenden Massagegriffe aufgezeichnet, die man ohne Probleme selbst durchführen kann. Damit die Hände besser gleiten, nimmt man einige Tropfen Pflanzenöl z.B. Mandelöl oder eine nährstoffreiche Creme.

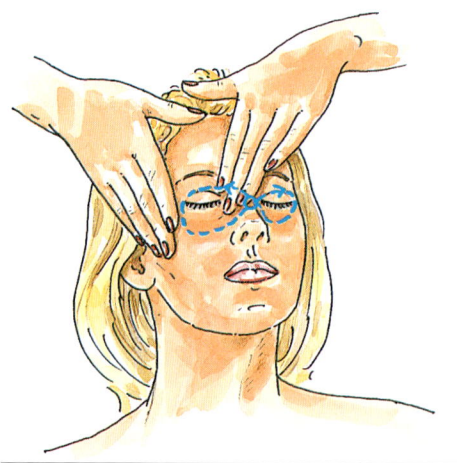

Bild 1

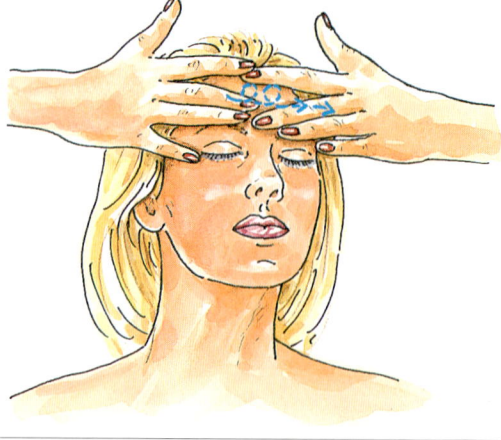

Bild 2

Zum besseren Verständnis sind die Hände so gezeichnet, daß sie die Griffe besser erkennen.

Bild 1   **Augenkreis**

Leichtes Kreisen um die Augenpartie, ohne Druck auszuüben. Da die Haut im Augenbereich besonders empfindlich ist, auf keinen Fall zupfen, reiben oder zerren.

Im Augenbereich nimmt man keine Creme oder Öl für die Massage, sondern ein Augengel.

Bild 2   **Friktion (Reibungsmassage) auf der Stirn**

Kreisende Bewegungen auf der Stirn mit den Fingerkuppen von links nach rechts mit langsam steigendem und wieder abnehmendem Druck.

Bild 3 **Friktion (Reibemassage) der Zornesfalte**

Mit Mittel- und Zeigefinger der linken Hand V-förmig die Stirn
glattziehen. Mit Zeige- und Mittelfinger der rechten Hand mit
kreisenden Bewegungen von unten nach oben massieren. Den
Druck langsam steigern und wieder zurücknehmen.

Bild 4 **Friktion (Reibemassage) im Mundbereich**

Kreisende Bewegungen mit den Fingerkuppen im Mundbereich
von unten nach oben mit langsam steigendem Druck.

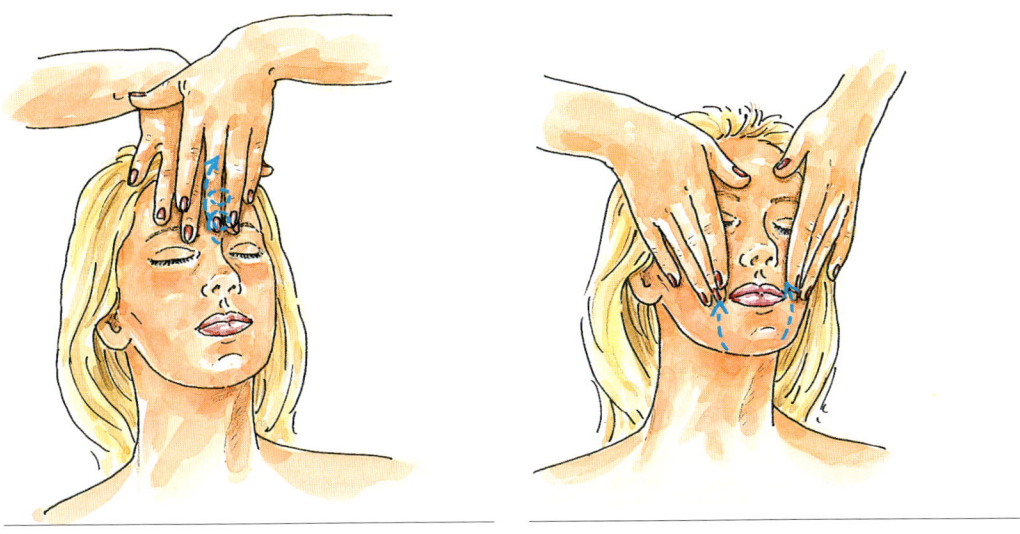

Bild 3   Bild 4

Tages- oder Nachtcreme

Beide Cremes werden nach der Reinigung des Gesichtes aufgetragen. Die Creme sollte dem jeweiligen Hauttyp entsprechen.
Wichtig ist es, die Pflegecreme nicht zu fett zu wählen, damit
die Haut nicht überfettet wird, da sie sonst die Fettproduktion
verlangsamt oder ganz eingestellt.
Die Tages- oder Nachtcreme niemals zu dick auftragen, da sonst
die Hautatmung vermindert wird. Dieses ist besonders wichtig
bei einer fetthaltigen Nachtcreme. Liegt die Creme zu dick auf,
quillt die Haut darunter auf, da der Schweiß sich darunter an-
sammelt und nicht verdunsten kann. Ein morgens verquollenes
Gesicht ist dann die Folge.

Sommerpflege — Winterpflege

In den Frühlings- und Sommermonaten ist ein ausreichender Lichtschutzfaktor in der Tagescreme sehr wichtig, denn gerade die UV-Strahlen lassen unsere Haut besonders schnell altern, indem sie das Bindegewebe zerstören. Wichtig ist der Wirkstoff Vitamin E + Grüner Tee als Radikalfänger in der Creme.

Eine Vorbereitung auf den Sommerurlaub beginnt mit der Einnahme von Beta-Carotin ungefähr 6 Wochen vor Beginn des Urlaubs (15 mg pro Tag). Falls die Zeit und das Wetter es zulassen, ist ein langsames Vorbräunen in den frühen Morgenstunden oder am späten Nachmittag sinnvoll. Es reichen 20 Minuten täglich. Durch das langsame Gewöhnen an die Sonne wird die Melaninproduktion angeregt und die Lichtschwiele, der natürliche Eigenschutz der Haut, bildet sich. Die Lichtschwiele bildet sich nur bei UV-B-Strahlen, nicht jedoch unter dem Solarium, da hier die UV-B-Strahlen herausgefiltert werden. In ganz modernen Solarien werden jetzt auch wieder UV-B-Strahlen eingesetzt. Fragen Sie in ihrem Solarium danach. Hat man keine Möglichkeit, die Haut vor Beginn des Urlaubs an die Sonne zu gewöhnen, muß man gerade in den ersten Tagen des Urlaubs besonders vorsichtig sein. Wichtig ist, je nach Hauttyp, ein ausreichender Sonnenschutzfilter. LSF, der Lichtschutzfaktor, gibt an, wieviel länger man sich bei gleicher Strahlenstärke der Sonnenbestrahlung aussetzen kann, als ohne den Filter.

Kann man sich z.B. ohne Sonnenschutz 10 Minuten in der Sonne aufhalten, kann man sich mit Lichtschutzfaktor 10 zehnmal länger in der Sonne aufhalten: Das heißt 10 mal 10 gleich 100 Minuten gleich 1 Std. 40 Min. Durch ein nochmaliges Auftragen des Sonnenschutzes erhöht sich der Faktor nicht. Der LSF bezieht sich nur auf UV-B-Strahlen. Eine gute Sonnenmilch sollte einen Breitbandfilter enthalten, der UV-B- und UV-A-Strahlen abfiltert.

Nach Möglichkeit verbringt man die Zeit zwischen 12 und 16 Uhr nur im Schatten, aber auch hier benutzt man eine Sonnenschutzcreme mit hohem Filter. Auch bei bedecktem Himmel kann man ohne Sonnenschutz einen Sonnenbrand bekommen. Schon vor dem morgendlichen Anziehen wird der Sonnenschutz aufgetragen. Jeder Sonnenbrand ist eine Verletzung der Haut. Je nach Schwere des Brandes kann es von leichter Rötung über Bläschenbildung bis hin zur Hautabschälung kommen. Ein schwerer Brand gehört immer in die Behandlung eines Arztes. Ein leichter Sonnenbrand kann mit kalten Umschlägen oder

---

Pflege-Plan für die Haut— nur Systempflege bringt auch Erfolg

Tägliche Pflege:

- Reinigungsmilch
- Gesichtswasser
- Augengel
- Tages- oder Nachtcreme

Großes Pflegeprogramm:

z.B. zum Wochenende

- Reinigungsmilch
- Kompresse oder Dampfbad
- Peeling
- Gesichtswasser
- Maske oder Tages- oder Nachtpflege

---

einem kalten Bad behandelt werden. Besser ist folgendes

Rezept: **Sonnenbrandlotion**

> 100 ml kaltes Wasser
> 20 ml Aloe-vera 10-fach
> 2 Meßl. D-Panthenol 75 %
> 1 Meßl. eth. Öl Teebaum
>   ineinander schütten

Diese Mischung mehrmals auf die betroffenen Stellen geben.
Ein Sonnenbrand, obwohl er nur eine vorübergehende, kurz-
zeitige Hautschädigung ist, kann Langzeitschäden zur Folge
haben, die später vorzeitige Hautalterung und Hautkrebs
verursachen. Einem Sonnenbrand sollte man deshalb nach
Möglichkeit vorbeugen.

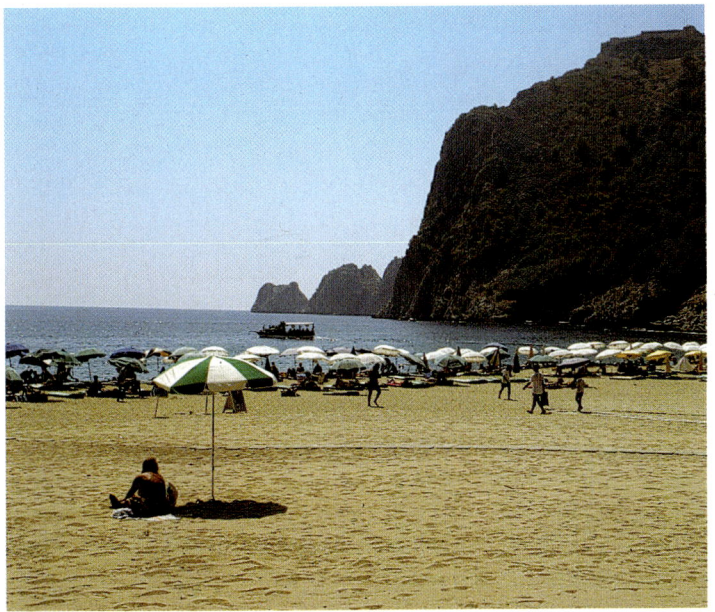

Tips für den Sommer
- Beta-Carotin
- Langsames Gewöhnen an die Sonne in den Morgenstunden
- Sonnenmilch mit typgerechtem Sonnenschutz
- Die Sonne in der Zeit zwischen 12 Uhr und 16 Uhr meiden
- Den Kopf mit Hut oder Tuch schützen
- Eine gute Sonnenbrille mit UV Schutz benutzen
- Lippenpflegestift mit hohem LSF

Nach dem Sonnenbad braucht die Haut besonders viel Feuchtigkeit. Feuchtigkeitsmasken mit kühlenden Wirkstoffen helfen der
Haut mit den Belastungen der Sonne fertigzuwerden.

Rezept: **Feuchtigkeitsmaske**

> 100 ml dest. Wasser
> 2 Meßl. Gelbildner PNC 430
> 2 Meßl. Aloe-vera 10-fach
> 1 Meßl. D-Panthenol 75 %
> 30 Tr. Meristemextrakt

Rezept: **Feuchtigkeitscreme**

30 ml	Cremaba HT
10 ml	dest. Wasser
½ Meßl.	Gelbildner PNC 430
1 Meßl.	Jojobaöl
1 Msp.	Hyaluronsäure
12 Tr.	D-Panthenol 75 %
12 Tr.	Meristemextrakt

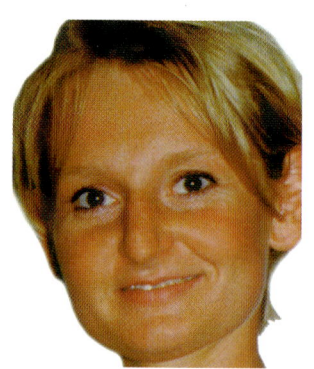

Typisch für den Sommer– Sommersprossen

Auch die UV-Strahlen des Solariums lassen unsere Haut vorzeitig altern. Das Licht unter der Sonnenbank hat etwa fünfmal so viele UV A-Strahlen, wie das natürliche Sonnenlicht am Äquator. Die Deutsche Strahlenschutzkommission rät, nicht mehr als 50 Sonnenbäder im Jahr zu nehmen.

So setzt sich das Sonnenlicht zusammen

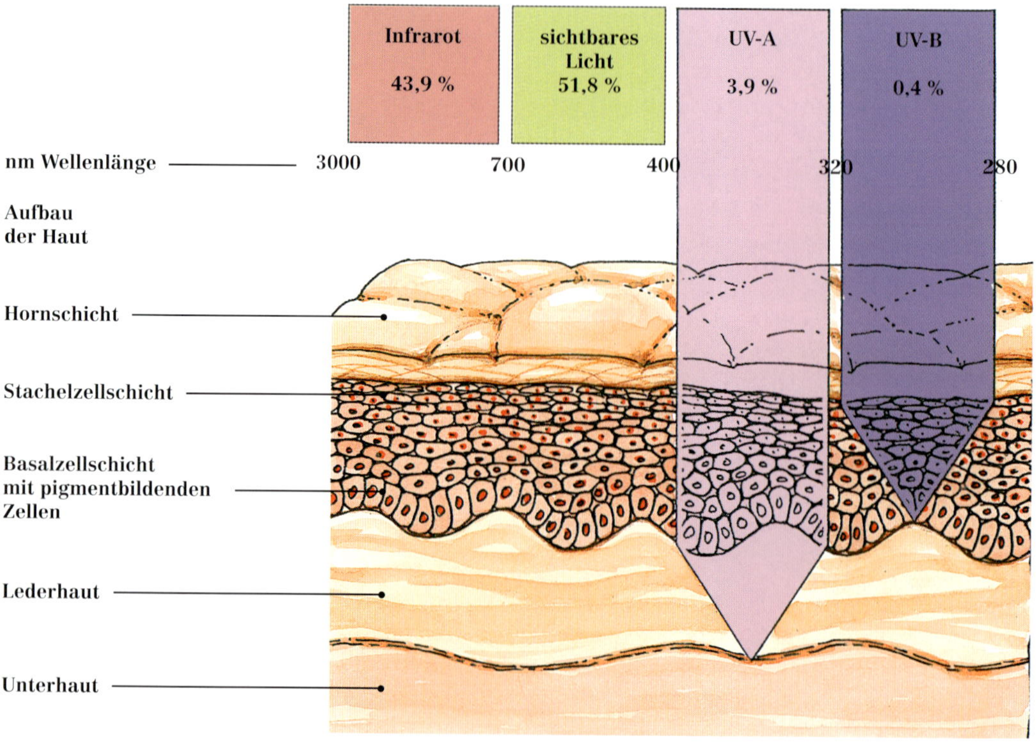

Infrarot
43,9 %
sichtbares Licht
51,8 %
UV-A
3,9 %
UV-B
0,4 %
nm Wellenlänge
3000
700
400
320
280
Aufbau der Haut
Hornschicht
Stachelzellschicht
Basalzellschicht mit pigmentbildenden Zellen
Lederhaut
Unterhaut

So tief dringen UV-A und UV-B Strahlen in die Haut ein

Während im Sommer die UV-Strahlen unserer Haut schaden, sind es im Winter die kalte Winterluft mit niedriger Luftfeuchtigkeit und die trockene Heizungsluft, die unserer Haut Probleme bereiten. Beides trocknet die Haut aus. In der trockenen

Heizungsluft transportiert die Haut mehr Feuchtigkeit an die Oberfläche. Bei kalten Temperaturen stellt die Haut jedoch die Talgproduktion ein. Damit verändert sich der Hydrolipid-Mantel, die Feuchtigkeit wird nicht mehr gebunden und dampft ab, die Haut trocknet so aus; sie wird spröde und rissig.

Die trockene, feuchtigkeitsarme Haut ist besonders gefährdet. Sie braucht jetzt besonders viel Fett und Feuchtigkeit. Emulsionen vom W/O Typ mit feuchtigkeitsbindenden und feuchtigkeitsspendenden Wirkstoffen sind hier besonders empfehlenswert.

Manchmal hilft eine Umkehrung der Pflegecreme z.B. das Benutzen einer Tagescreme nachts und das Auftragen der Nachtcreme tagsüber.

Reichhaltige Masken, einmal wöchentlich angewandt, spenden zusätzlich intensive Feuchtigkeit.

Vermeiden sollte man alle Maßnahmen, die die Haut zusätzlich austrocknen, wie häufiges Waschen mit Duschgelen und Seifen, alkoholische Gesichtswässer und Gesichtspuder. Bei Minustemperaturen sind Fettcremes besonders wichtig, denn die leichten O/W-Cremes „frieren" durch den Aufbau der Emulsion leicht ein und strapazieren die Haut dadurch noch zusätzlich. Auch der häufige Wechsel zwischen kalter Außenluft und trockener, warmer Zimmerluft strapaziert die Haut noch zusätzlich. Bei Bindegewebsschwäche kommt es zum Überdehnen der feinen Äderchen, was schließlich zur Couperose führt.

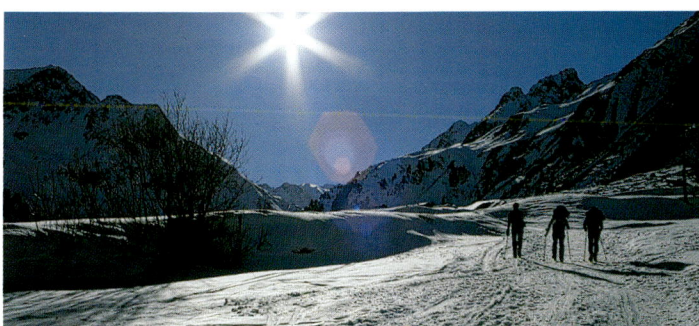

Die Hautpflege im Winter muß deshalb durch ausreichend Fett Schutz vor niedrigen Temperaturen bieten und durch feuchtigkeitsbindende Wirkstoffe die Haut vor Austrocknung schützen. Außerdem ist ausreichend Flüssigkeit von innen wichtig. Auch wenn man glaubt, nicht durstig zu sein, sollte man auch im Winter mindestens 2 l Mineralwasser täglich trinken.

Die Luftfeuchtigkeit in der Wohnung erhöht man durch Aufstellen von Wasserschüsseln. Ideal ist eine Luftfeuchtigkeit von 50–70 % .

Hautpflege von innen

Viele Mangelerscheinungen der Haut sind auf falsche Ernährung und dadurch bedingten Vitaminmangel zurückzuführen. Keine noch so gute Creme kann eine falsche Ernährung ausgleichen. Eine Creme kann die Haut nur pflegen, jedoch nicht ernähren. Die wichtigsten Vitamine für eine gesunde Haut sind:

1. **Vitamin C:** Es sorgt für die Elastizität des Bindegewebes, verbessert die Wundheilung und stärkt das Immunsystem.

2. **Beta-Carotin (Provitamin A) und Vitamin A:** Hautschutzvitamine stimulieren die Zellneubildung, verhindern die Verhornung der Epidermiszellen und glätten die Haut. Beta-Carotin wirkt von innen als Hautschutz gegen UV-Strahlen.

3. **Vitamin E** schützt die Zellen vor freien Radikalen und die Haut vor den Schäden der UV-Strahlen.

4. **B-Vitamine:** sorgen für einen funktionierenden Stoffwechsel.
   Vitamin B_6: reguliert den Zellstoffwechsel und bildet das Collagen für ein straffes Bindegewebe.
   Biotin: schützt + strafft die Haut und die Haare
   Folsäure: ist unentbehrlich zur Bildung der roten Blutkörperchen, die unser Blut mit Sauerstoff versorgen.

Die wichtigsten Quellen für die Vitamine:

Vitamine	Hauptquelle	Wirkung
Vitamin A	Eier, Gemüse, Obst, Milchprodukte	Zellneubildung, Hautschutz
Vitamin C	Obst, Gemüse	Stärkung des Immunsystems, Elastizität des Bindegewebes
Vitamin E	Milch, Eier, Pflanzenöle, Getreideprodukte	Zellschutz
B-Vitamine	Fisch, Fleisch, Hülsenfrüchte, Weizenkeime	Stoffwechsel, versorgen die Muskeln mit der nötigen Energie
Folsäure	Früchte, Gemüse, Sojabohnen, Weizenkeime	Zellneubildung der roten und weißen Blutkörperchen

Mineralstoffe und Spurenelemente

Wichtig sind für die Haut neben den Vitaminen auch die Mineralstoffe und Spurenelemente.

Calcium ist wichtig für den Aufbau unseres Knochenskeletts. Es ist außerdem für die Blutgerinnung und die Muskelanspannung zuständig, sowie an der Weiterleitung von Nervenimpulsen beteiligt.

Magnesium ist Bestandteil und Anreger vieler Enzyme und wichtig für die Erregbarkeit von Nerven und Muskeln. Es ist zusammen mit Calcium und Phosphor am Aufbau von Knochen und Zähnen beteiligt. Mangel führt zu Muskelkrämpfen, Störungen im Herz-Kreislaufsystem, Konzentrationsschwäche und schneller Ermüdung. Bei zunehmendem Streß erhöht sich der Magnesiumbedarf.

Eisen ist für die Sauerstoffversorgung von Haut und Haaren wichtig. Das Eisen aus pflanzlicher Nahrung wird schlechter aufgenommen, als das Eisen aus Fleisch. In Kombination mit Vitamin C wird Eisen auch aus Früchten besser verwertet.

Zink ist mit für die Wundheilung verantwortlich. Zinkmangel macht unsere Haut müde und welk. Zink verhindert zudem die Graufärbung des Haares.

Selen verstärkt die antioxidative Wirkung von Vitamin E und schützt vor Zellgiften. Es läßt das Haar glänzen und sorgt für gesunde Nägel.

Spurenelement	Hauptquelle	Wirkung
Zink	Sonnenblumen-Kürbiskerne, Hülsenfrüchte,Vollkornprodukte	Wundheilung, gegen Graufärbung der Haare
Selen	Gemüse,Weizenkeime, Getreide, Hefe	Gewebeelastizität, Schutz vor freien Radikalen, gesunde Nägel
Eisen	Geflügelleber, Vollkornbrot, Hülsenfrüchte	Sauerstoffversorgung von Haut und Haaren
Magnesium	Gemüse, Vollkorngetreide	Stoffwechsel, Muskulatur, Nervensystem
Calcium	Molkereiprodukte, Fisch, Getreide	Aufbau von Knochen und Zähnen, Muskulatur, Nervensystem

Powerdrink

200 ml   Buttermilch
  4 Meßl. Fruisip`s Ananas HT
½ Banane
     eventuell mit Honig oder
     Lightsüß HT süßen

Um alle wichtigen Vitamine, Mineralstoffe und Spurenelemente durch die Nahrung aufzunehmen, ist eine regelmäßige ausgewogene, vollwertige Nahrungsaufnahme unerläßlich. Zeitmangel, Diäten und Nahrung, die durch langes Kochen oder lange Lagerung einen großen Teil ihrer Vitamine verloren hat, schränken die optimale Versorgung ein. Besonders gefährdet sind Raucher, Sonnenanbeter, Schwangere und Menschen, die viele Medikamente nehmen müssen. Deshalb ist für diese Gruppen eine Nahrungsergänzung durch Vitamin- und Mineralstoffpräparate sinnvoll.

Wissenschaftler warnen außerdem seit einigen Jahren vor einem Vitaminmangel in unserer Nahrung. Die Werte von Vitaminen und Spurenelementen gehen extrem zurück. Die Ursachen sind noch nicht erforscht. Möglicherweise hängt es mit der Überdüngung oder Überzüchtung zusammen.

Mineralien und Vitamine		1985	1996	Differenz
Kartoffel	Calcium	14 mg	4 mg	minus 70 %
	Magnesium	27 mg	18 mg	minus 33 %
	Vitamin C	20 mg	25 mg	plus 25 %
Möhre	Calcium	37 mg	31 mg	minus 17 %
	Magnesium	21 mg	9 mg	minus 57 %
Banane	Calcium	8 mg	7 mg	minus 12 %
	Folsäure	23 mg	3 mg	minus 84 %
	Magnesium	31 mg	27 mg	minus 13 %
	Vitamin B$_6$	330 mg	22 mg	minus 92 %
Apfel	Calcium	7 mg	8 mg	plus 12 %
	Folsäure	5 mg	6 mg	plus 20 %
	Magnesium	5 mg	1 mg	minus 80 %

Inhaltsstoffe in 100 g eßbarem Anteil   Quelle: unabhängiges Lebensmittellabor, Karlsruhe

Herstellung der Creme

Was braucht man zur Cremeherstellung ?

Da bei der Herstellung der Creme sehr genau abgewogen werden muß, ist eine genaue Waage wichtig. Am Besten geeignet ist eine Digitalwaage, die in 1 g Schritten wiegen kann. Ferner benötigt man 2 feuerfeste Gläser (100 ml und 250 ml), so daß man direkt auf dem Herd arbeiten kann. Hat man keine feuerfesten Gläser, so kann man auch mit normalen Gläsern, z.B. Marmeladengläsern arbeiten, muß sie aber im Wasserbad erhitzen. Außerdem braucht man 1 Rührstab aus Glas, 1 Thermometer bis 100 °C, 1 Tropfpipette, 1 Spatel, 1 Meßlöffel, kleine

Marmeladengläser für die Fettphase, sowie Cremetöpfchen und Flaschen zum Abfüllen der fertigen Produkte, ebenso Etiketten zum Beschriften.

Welche Bestandteile hat eine Creme ?

Eine Creme besteht aus einer Fettphase und einer Wasserphase. In der Fettphase befinden sich die fettlöslichen Bestandteile; in der Wasserphase befindet sich das Wasser und die wasserlöslichen Bestandteile. Die Fettphase besteht aus Pflanzenölen, Konsistenzgebern, wie Kakaobutter oder Bienenwachs und einem Emulgator. Durch den Einsatz eines Emulgators erreicht man, daß sich beide Phasen miteinander vermischen und eine Emulsion entsteht. Er ist der Vermittler zwischen Fett- und Wasserphase. Man unterscheidet zwischen einer O/W- und einer W/O-Emulsion. Bei der O/W-Emulsion bildet Wasser die äußere, zusammenhängende Phase, Öl dagegen die innere, disperse Phase (siehe Abb. S. 30). Da die äußere Phase wässrig ist, wirken diese Emulsionen nicht fettend. Dieser Emulsionstyp ist für Cremes geeignet, die keinen sichtbaren Fettglanz auf der Haut hinterlassen sollen. Bei einer W/O-Emulsion sind Wassertröpfchen im Öl verteilt, sie sind von der äußeren Ölphase umschlossen (siehe Abb. S. 30). Da dieser Emulsionstyp stärker fettend ist, ist er besonders für trockene Haut geeignet.

Um das genaue Abwiegen kleiner Mengen für eine Creme zu vereinfachen, wird die Fettphase in einer größeren Menge hergestellt. Sie reicht je nach Menge für 8–10 Cremetöpfchen. Die Fettphase hält sich im Kühlschrank bis zu einem Jahr. Man entnimmt immer nur die Menge, die man für eine Cremeherstellung braucht.

Herstellung der Fettphase

Hierfür wiegt man die angegebenen Zutaten genau ab und füllt sie in ein feuerfestes Glas. Nun erhitzt man das Glas auf ca. 70 °C, bis alles aufgeschmolzen ist. Wenn das Öl die Temperatur von 70 °C schon erreicht hat, aber noch nicht alles geschmolzen ist, reduziert man die Hitze oder schaltet ganz ab. In dem heißen Öl schmelzen die Wachs- oder Emulgatorreste noch nach. Wichtig ist, daß alles aufgeschmolzen ist, die Temperatur 70 °C aber nicht übersteigt, da sonst das Öl und die im Öl befindlichen Vitamine an Wirkung verlieren. Von dieser Fettphase nimmt man die im Rezept angegebene Menge ab und füllt sie in ein feuerfestes Glas. Den Rest gibt man in ein gut schließendes

Einkaufszettel

1 Waage
1 Thermometer bis 100 °C
2 feuerfeste Gläser
  100 ml und 250 ml
1 Rührstab
1 Meßlöffel 2,5 ml
  Marmeladengläser
  Etiketten
2 leere Cremetöpfchen
2 leere Flaschen
1 Spatel
  pH-Indikator
1 Tropfpipette

Marmeladenglas, versieht es mit Datum und Inhaltsangabe und stellt es in das Gemüsefach des Kühlschranks. Hier hält sich die Fettphase ca. ein Jahr.

Emulsionstypen

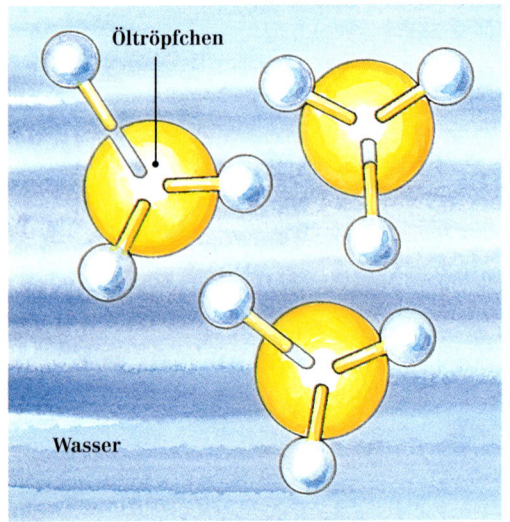

Öltröpfchen

Wasser

Öl in Wasser (O/W-Emulsion)

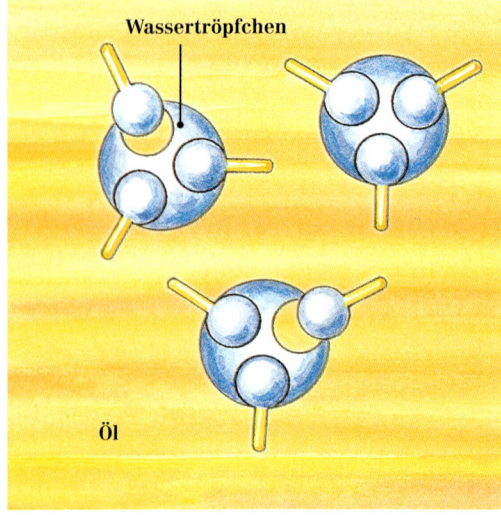

Wassertröpfchen

Öl

Wasser in Öl (W/O-Emulsion)

Herstellung der Wasserphase

In einem zweiten feuerfesten Glas erhitzt man nun die im Rezept angegebene Wassermenge auf 70 °C und gibt die Wirkstoffe der Wasserphase mit zu. Gleichzeitig erhitzt man das zweite Glas mit der Fettphase wieder auf 70 °C.

Herstellung der Emulsion

Haben beide Phasen die selbe Temperatur erreicht, rührt man das Wasser langsam in die Fettphase ein. Unabhängig vom Emulsionstyp wird immer das Wasser in die Fettphase einge-rührt. Nachdem das ganze Wasser in die Fettphase eingerührt ist, stellt man die Emulsion ins kalte Wasserbad und rührt wei-ter, bis sie handwarm ist (ca. 35 °C). Erst dann fügt man die angegebenen Wirkstoffe der Reihe nach zu. Anschließend wird die Creme konserviert, d.h. 1 Tropfen Paraben K auf 10 ml fertige Creme, Haltbarkeit: ca. 3 Monate, 2 Tropfen Paraben K auf 10 ml fertige Creme: ca. 6 Monate. Voraussetzung für die Haltbarkeit ist sauberes Arbeiten.

Eine unkonservierte Creme hält ca. 2 Wochen im Kühlschrank. Wegen der kurzen Haltbarkeit raten wir zu einer Konservierung. Allergiker, die keine Konservierung vertragen und deshalb ohne arbeiten müssen, können sich die Creme in kleinen Portionen einfrieren. Wichtig ist, daß man bei der Cremeherstellung auf äußerste Sauberkeit achtet. Alle benutzten Gegenstände, auch die Cremedose, sollten erst mit 70%igen Alkohol gereinigt, dann mit Leitungswasser nachgespült werden. Für die Wasserphase nimmt man Leitungswasser oder destilliertes Wasser, das vor Gebrauch sicherheitshalber einmal abgekocht wird.

Zum Schluß, wenn alle Zusatz- und Wirkstoffe eingearbeitet sind, wird der pH-Wert eingestellt. Messen Sie erst den pH-Wert des fertigen Produktes mit dem pH-Indikator (Lackmuspapier) und stellen sie diesen dann gegebenenfalls mit Zitronensäure (Kalweg) ein. Es ist nicht möglich eine Tropfenzahl anzugeben, da der pH-Wert, je nach Art und Menge der verwandten Wirkstoffe schwankt. Der pH-Wert sollte je nach Hauttyp zwischen 5,5 und 7 liegen.

Ein pH-Wert über 7 kann unseren natürlichen Säureschutzmantel schädigen. Geben Sie nun soviel Tropfen Zitronensäure in ihre Creme, bis der gewünschte Wert erreicht ist.

Eine Einstellung des pH-Wertes ist notwendig, damit das Produkt bzw. die eingearbeiteten Zusatz- und Wirkstoffe ihre optimale Wirkung entfalten können und das Produkt seine richtige Viskosität erhält.

Cremeherstellung in der Mikrowelle

Anstelle des Erhitzens auf dem Herd kann man die Fett und Wasserphase auch in der Mikrowelle erhitzen. Wichtig ist, daß man die Fettphase nicht zu hoch erhitzt. Fett erhitzt sich schneller als Wasser. Ungefährer Richtwert, der sich je nach Wattzahl und Fabrikat verändern kann, ist für die gesamte Fettphase 2 Minuten bei 600 Watt und für die Wasserphase je nach Wassermenge ca. 1-2 Minuten. Bitte prüfen sie, besonders in der Anfangsphase, schon nach kürzerer Zeit, ob sie die Temperatur erreicht haben. Das Arbeiten mit der Mikrowelle ist zwar wesentlich schneller, aber gerade für Anfänger nicht unbedingt empfehlenswert.

Creme-/Lotionherstellung

A Fettphase → 70 °C
B Wasserphase → 70 °C
- B in A langsam einrühren bis ca. 35 °C
- bei ca. 35 °C Wirkstoffe einrühren
- Konservieren
- eventuell parfümieren
- pH-Wert kontrollieren bzw. einstellen

Konservierung

1 Tropfen Paraben K auf 10 ml fertige Creme: ca. 3 Monate
2 Tropfen Paraben K auf 10 ml fertige Creme: ca. 6 Monate

Herstellung von 70 %igem Alkohol aus 96,5 %igem Weingeist

Beispiel: Teilen Sie immer die Zahl 100 durch die Prozentzahl des Alkohols, den Sie auf die neue Prozentzahl verdünnen möchten. In diesem Fall 100 geteilt durch 96,5 (alter Alkoholwert) = 1,04. Das Ergebnis (1,04) multiplizieren Sie mit der neuen gewünschten Alkoholkonzentration. In diesem Fall 1,04 mal 70 (gewünschter neuer Alkoholanteil soll ja 70 % sein) = 72,54. 72,54 ml ist die Menge, die Sie vom Weingeist benötigen und mit 27,46 ml Wasser auffüllen müssen, um auf 100 ml zu kommen. 72,54 ml Weingeist und die 27,46 ml Wasser ergeben 100 ml Alkohol mit einem Alkoholgehalt von 70 %.

Herstellung einer Creme

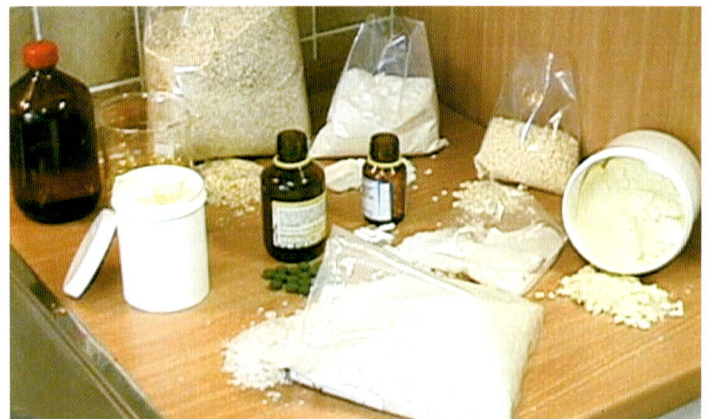

Rohstoffbeispiel für eine Fettphase, mit ein paar Wirkstoff-
beispielen für die Creme.

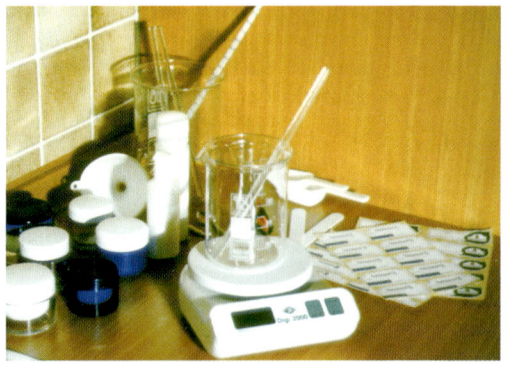

Benötigtes Zubehör und
Verpackung zur Herstellung
selbstgemachter Kosmetik.

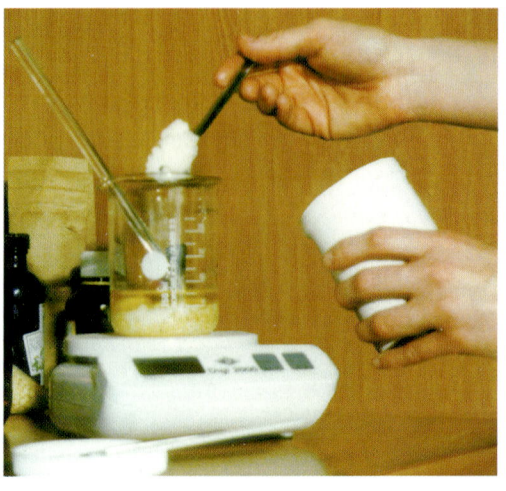

Abwiegen der Rohstoffe für
die Fettphase.

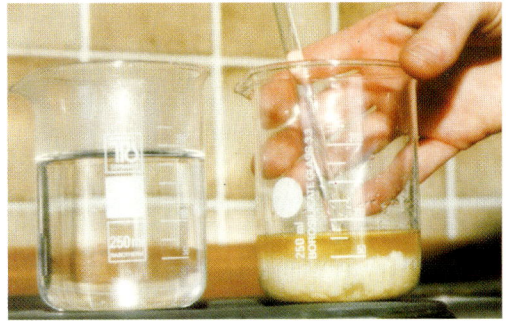

Einschmelzen der Fettphase und Erwärmung der in den Rezepten vorgegebenen Wassermenge (Wasserphase) auf der Herdplatte.

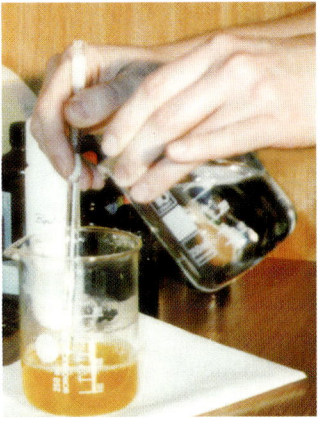

Geschmolzene Fettphase. In diese rührt man nun langsam die Wasserphase.

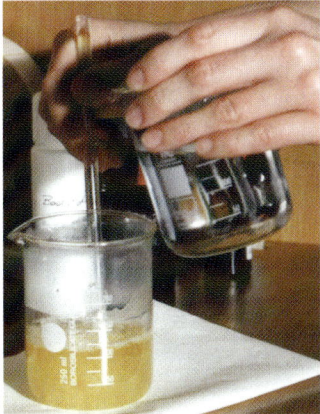

Wasser unter Rühren in die Fettphase geben.

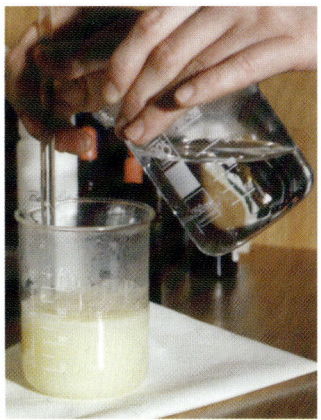

Restliches Wasser dazugeben und weiterrühren. Langsam ist die typische, weiße Farbe einer Creme zu erkennen. Die Wasser- und Fettphase haben sich verbunden.

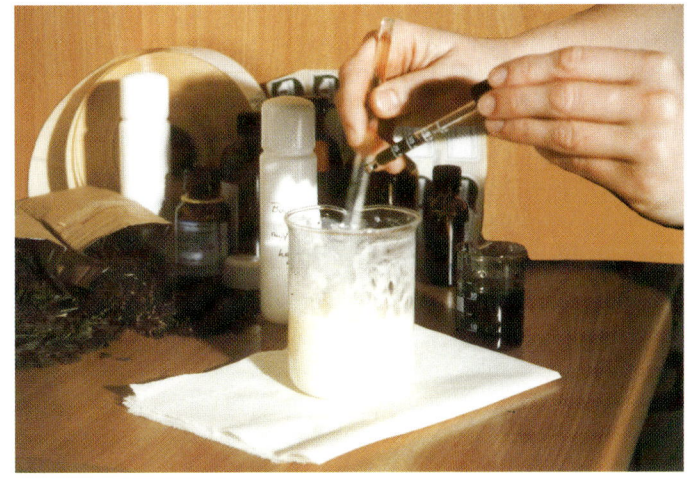

Nach Zugabe der kompletten Wasserphase die Creme bis auf Handwärme kaltrühren und nun die Zusatz- und Wirkstoffe dazugeben.

Wirkstoffe, bei denen man während der Einarbeitung auf bestimmte Techniken achten muß.

Vitamin E wird am besten in die Fettphase eingearbeitet und zwar in die Menge der Fettphase, mit der man die Creme rühren will. Salz wird in der Wasserphase gelöst und anschließend in die Creme eingearbeitet. Hyaluronsäure, Harnstoff, Allantoin, Elastinpulver, Grüner Tee in etwas Wasser lösen und dann einarbeiten.

Die Creme ist nicht gelungen, was habe ich falsch gemacht ?

Mögliche Fehler: die Inhaltsstoffe wurden ungenau abgewogen,
Fehlerbehebung: alle Rohstoffe immer auf der selben Waage genau abwiegen

Die Emulsion ist nicht stabil, d.h. es setzt sich Wasser oder Öl ab.

Mögliche Fehler: die Temperatur von 70 °C wurde nicht erreicht,
Fehlerbehebung: die ganze Creme noch einmal erhitzen.
Vorsicht, wenn schon Wirkstoffe eingerührt worden sind, die hitzeempfindlich sind!

Die Emulsion ist zu flüssig:

1. **Möglicher Fehler:** der Wasseranteil ist falsch abgewogen,
   Fehlerbehebung: alles auf der selbenWaage abwiegen, auch das Wasser, genau an die Dosierung halten, nachträglich ca. 1 Tl. dest. Wasser mit 1 Msp. PNC 430 verrühren und in die Creme einrühren, dann die Creme kräftig schütteln
2. **Möglicher Fehler:** es wurden zu viel flüssige Wirkstoffe zugesetzt
   Fehlerbehebung: Genau an die Dosierung halten, andicken s.o.
3. **Möglicher Fehler:** Salz und Harnstoff verflüssigen die Creme,
   Fehlerbehebung: genau auf die Dosierung achten, eventuell mit PNC 430 andicken s.o.
4. **Möglicher Fehler:** der pH-Wert ist nicht richtig eingestellt
   Fehlerbehebung: pH-Wert einstellen, meistens hat danach die Creme die richtige Konsistenz
5. **Möglicher Fehler:** Haltbarkeit der Rohstoffe ist überschritten
   Fehlerbehebung: bevor man anfängt eine Creme zu rühren, immer erst die Haltbarkeit der einzelnen Rohstoffe überprüfen, überlagerte Rohstoffe nicht mehr benutzen

Die Emulsion zerfällt plötzlich

1. **Möglicher Fehler:** der pH-Wert hat sich durch Zufügen von Wirkstoffen verändert. Der Emulgator Tegomuls braucht einen pH-Wert von 7, um eine stabile Creme zu erreichen. Senkt man den pH-Wert z.B. durch Zufügen von Aloe-vera (pH-Wert 3-4) zerfällt die Creme sofort. Wenn Aloe vera-als Wirkstoff eingesetzt werden soll, beim Verwenden von Tegomuls, immer einen Wirkstoff einsetzen, der einen hohen pH-Wert hat, wie z.B. D-Panthenol.
2. **Möglicher Fehler:** es wurde nicht genau abgewogen
3. **Möglicher Fehler:** der Emulgator reicht nicht aus, es sind zu viele Wirkstoffe zugegeben worden

Fehlerbehebung: eine Creme, die zerfällt, kann man nicht mehr retten, man muß sie unter Vermeidung der oben genannten Fehler neu rühren.

Die Emulsion zerfällt nach ein paar Tagen

1. **Möglicher Fehler:** sie ist schlecht geworden, möglicherweise wurde die Konservierung vergessen
2. **Möglicher Fehler:** sie wurde zu warm gelagert
   Fehlerbehebung: s.o.

Erklärung der Abkürzungen

1 Tl.	1 Teelöffel
1 Tr.	1 Tropfen
1 Meßl.	1 Meßlöffel 2,5 ml der Hobbythek
1 Mesp.	1 Messerspitze
eth.	Etherisches Öl
dest.	destilliertes oder entmineralisiertes Wasser
1 ml	Milliliter
1 Eßl.	1 Eßlöffel

Maßeinheiten

1 ml Vitamin E	4 Tr.
1 Meßlöffel	2,5 ml
1 ml	30 Tr.

Rezepte

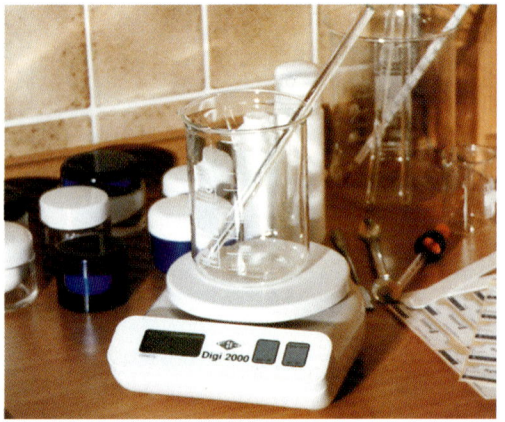

1. Bevor Sie anfangen Ihre erste Creme zu rühren, lesen Sie bitte das Kapitel „Herstellung der Creme" Seite 28. Falls Ihnen einmal eine Creme nicht gelingen sollte, finden Sie dort auch Tips, wie man die Creme vielleicht noch „retten" kann. Achten Sie bei der Zubereitung immer auf sauberes Arbeiten und genaues Abwiegen.

Sie können alle Pflanzenöle in den Rezepten auch gegen andere austauschen, verändern Sie jedoch nie die angegebene Menge. Durch den Einsatz eines anderen Pflanzenöls kann sich die Konsistenz einer Creme verändern, z.B. macht Avocadoöl eine Creme besonders fest, und mit Jojobaöl erhält man eine besonders softige Creme. Wenn Sie etwas Übung haben mit der Herstellung der Cremes, experimentieren Sie einmal mit anderen Ölen, vielleicht finden Sie so Ihr Lieblingsöl. Bevor Sie mit dem Emulgator Confonder arbeiten, lesen Sie bitte im Lexikon Seite 115 den Abschnitt über diesen neuen Emulgator.

Alle folgenden Rezepte sind, wenn nicht anders angegeben, für 3 Monate konserviert. Die Masken mit natürlichen Zutaten aus dem Haushalt sind nicht konserviert und für den sofortigen Gebrauch bestimmt.

Nun wünschen wir Ihnen viel Spaß mit unseren Rezepten!

Pflegeprogramm für: Trockene, feuchtigkeitsarme Haut

Reinigungsmilch

Fettphase:
- 20 ml   Sojaöl
- 20 g   Cetylalkohol
- 20 g   Tegomuls

50 g Fettphase: 150 ml dest. Wasserphase

Wirkstoffe:
- 2 Meßl. Betain
- 20 Tr.   Alpha-Bisabolol

Konservierung: 20 Tr. Paraben K

Tagescreme

Fettphase:
- 20 g   Tegomuls
- 5 g   Shea-Butter
- 5 g   Ceralan
- 70 ml   Jojobaöl

10 ml Fettphase : 20 ml Wasserphase

Wirkstoffe:
a) ***stark feuchtigkeitsspendend***
- 1 Msp. Hyaluronsäure
- 9 Tr.   D-Panthenol 75 %
- ½ Meßl. Vitamin E Fluid HT

b) ***regeneriert und spendet Feuchtigkeit***
- 9 Tr.   D-Panthenol 75 %
- 9 Tr.   Aloe-vera 10-fach
- 3 Tr.   eth. Öl Palmarosa

c) ***glättet, beruhigt und spendet Feuchtigkeit***
- 9 Tr.   Fibrostimulin P
- 6 Tr.   Carotinöl
- 9 Tr.   D-Panthenol 75 %

Konservierung: 3 Tr. Paraben K

Tagescreme:

Fettphase:
20 g	Emulsan
5 ml	Fluidlecithin Super
55 ml	Mandelöl
5 ml	Nachtkerzenöl
20 g	Shea-Butter

10 g Fettphase : 20 ml Wasserphase

Wirkstoffe:
a) ***feuchtigkeitspendend, beruhigend***
$\frac{1}{2}$ Meßl.	Lipoderminkonzentrat
3 Tr.	Aloe-vera 10-fach
6 Tr.	Carotinöl

b) ***Vitamincreme***
15 Tr.	Vitamin A-Palmitat
15 Tr.	Vitamin E-Acetat
9 Tr.	D-Panthenol 75 %

c) ***feuchtigkeitspendend***
1 Msp.	Hyaluronsäure
3 Tr.	eth. Öl Muskatellersalbei
9 Tr.	D-Panthenol 75 %

Konservierung: 4 Tr. Paraben K

Tagescreme:

40 ml	Cremaba HT
2 Meßl.	Weizenkeimöl
$\frac{1}{2}$ Meßl.	D-Panthenol 75 %
2 ml	Vitamin E Fluid HT
$\frac{1}{2}$ Meßl.	Aloe-vera 10-fach

Konservierung: 5 Tr. Paraben K

Eine schnelle Creme, die nur kalt zusammen gerührt wird. Möchten Sie eine weniger fette Creme, reduziert man das Öl auf 1 Meßl., möchte man eine fettigere Creme, erhöht man den Ölanteil auf 4 Meßl.

Tagescreme

75 ml	Cremaba HT
5 g	Harnstoff
3 ml	Glycerin
1 Meßl.	Jojobaöl
1 Meßl.	Nachtkerzenöl Fluid HT

Konservierung: 8 Tr. Paraben K

Eine zweite Variante , die besonders für empfindliche stark feuchtigkeitsarme Haut geeignet ist.

Nachtcreme:

Fettphase
8 g	Emulsan
12 g	Shea-Butter
35 ml	Jojobaöl
35 ml	Macadamianuß-Öl

20 g Fettphase : 20 ml Wasserphase

Wirkstoffe :
a) ***belebt, vitalisiert und beruhigt***
1 Msp.	Gelee Royale
2 Tr.	eth. Öl Deutsche Kamille
12 Tr.	D-Panthenol 75 %

b) ***Vitamincreme***
20 Tr.	Vitamin A-Palmitat HT
20 Tr.	Vitamin E Acetat
15 Tr.	D-Panthenol 75 %

c) ***glättet, regeneriert***
30 Tr.	Nachtkerzenöl Fluid HT
12 Tr.	Sanddornöl
3 Tr.	eth. Öl Strohblume

Konservierung: 4 Tr. Paraben K

Nachtcreme:

Fettphase:
24 g	Tegomuls
47 ml	Macadamianuß-Öl
10 ml	Jojobaöl
19 g	Shea-Butter

10g Fettphase: 20 ml Wasserphase

Wirkstoffe:
a) ***glättend, feuchtigkeitsspendend***
1 Msp.	Allantoin
9 Tr.	Aloe-vera 10-fach
9 Tr.	D-Panthenol 75 %

b) ***regenerierend, feuchtigkeitsspendend***
20 Tr.	Nachtkerzenöl-Fluid HT
1 Msp.	Harnstoff
3 Tr.	eth. Öl Karottensamen

c) ***belebend, glättend***
18 Tr.	Calendulaextrakt
1 Msp.	Gelee Royale
10 Tr.	D-Panthenol 75 %

Konservierung: 3 Tr. Paraben K

Nachtcreme:

Fettphase:

24 g	Emulsan
50 ml	Mandelöl
20 g	Kakaobutter
10 ml	Hagebuttenkernöl
20 Tr.	Vitamin E-Acetat

10 g Fettphase: 20 ml Wasserphase

Wirkstoffe:

a) *straffend, feuchtigkeitsspendend*

15 Tr.	Vitamin A-Palmitat
9 Tr.	D- Panthenol 75 %
9 Tr.	Aloe-vera 10-fach

b) *feuchtigkeitsspendend, beruhigend, glättend*

6 Tr.	Carotinöl
20 Tr.	Nachtkerzenöl Fluid HT
1 Msp.	Harnstoff

Konservierung: 3 Tr. Paraben K

Körpermilch

Fettphase:

5 ml	Fluidlecithin Super
20 g	Emulsan
60 ml	Jojobaöl
20 g	Shea-Butter

50 g Fettphase: 150 ml Wasserphase

Wirkstoffe:

6 ml	Glycerin
4 ml	Algenöl

a) *feuchtigkeitsspendend*

1 Meßl. Vitamin E-Acetat
2 Msp. Harnstoff
1 Meßl. D Panthenol 75 %

b) *feuchtigkeitsspendend*

1 Meßl. D-Panthenol 75 %
1 Meßl. Aloe-vera 10-fach

Konservierung: 22 Tr. Paraben K

Diese Körpermilch ist durch das Algenöl anregend und erfrischend.

Körpermilch

Fettphase:

20 g	Tegomuls
65 ml	Jojoba- oder Mandelöl
20 ml	Monoï Tiare natur oder mit einem anderen Duft

40 g Fettphase: 160 ml Wasserphase

Wirkstoffe:

6 ml	Glycerin

a) *feuchtigkeitsspendend*

1 Meßl.	D-Panthenol 75 %
1 Meßl.	Vitamin E-Acetat

b) *feuchtigkeitsspendend, glättend*

2 Meßl.	Nachtkerzen-Fluid HT
2 Meßl.	Vitamin E Fluid HT
1 Meßl.	D-Panthenol 75 %

Konservierung: 21 Tr. Paraben K

Diese Körpermilch duftet angenehm nach Tiare Blüten. Wer den Geruch nicht mag, kann Monoï Tiaré durch Kokosöl ersetzen.

Gesichtswasser

Aloe-vera Gel pur

Gesichtswasser

70 ml	dest. Wasser
3 ml	Glycerin
5 ml	Da Zao
3 ml	Zi Cao
10 ml	Hamameliswasser
10 ml	Kosm. Basiswasser

Peeling

100 ml	dest. Wasser
2 gestr. Meßl.	Gelbildner PNC 430
2-4 Meßl.	Olivenstein Granulat
1 Meßl.	Betain
1 Meßl.	D-Panthenol 75 %
1 Meßl.	Aloe-vera 10-fach

Konservierung: 10 Tr. Paraben K

Den Gelbildner ins Wasser einrühren und quellen lassen, dann die anderen Wirkstoffe nacheinander zufügen.

Augengel

beruhigt, spendet Feuchtigkeit
50 ml	Wasser
1 g	grüner Tee
1/2 Meßl.	Gelbildner PNC 430

leicht adstringierend
30 Tr.	Nachtkerzenöl Fluid HT
1 Msp.	Hyaluronsäure
2 Tr	eth. Öl Myrte

Konservierung: 5 Tr. Paraben K

Meristemgel

zur Hautberuhigung, auch als Augengel zu benutzen.

50 ml	dest. Wasser
1/2 Msp.	Gelbildner PNC 430
3 ml	Meristemextrakt
2 ml	D-Panthenol 75 %

Konservierung: 5 Tr. Paraben K

Wasser mit Gelbildner andicken und anschließend die restlichen Zusatz und Wirkstoffe unterrühren.

Kompressen

Aufguß aus 1/2 l Wasser und folgenden Kräutern zubereiten
1 Eßl.	Kamillenblüten
1 Eßl.	Lavendelblüten

Gesichtsdampfbad

1 l	Wasser
2 Eßl.	Kamillenblüten
3 Tr.	eth. Öl Muskatellersalbei

Hydro-Maske

100 ml	dest. Wasser
2 Meßl.	Gelbildner PNC 430

a) **glättend, stimuliert das Zellwachstum**
1/2 Meßl.	Nachtkerzenöl Fluid HT
30 Tr.	Fibrostimulin P

b) **glättend, feuchtigkeitsspendend**
1/2 Meßl.	Weizenkeimöl Fluid HT
1 Msp.	Elastinpulver P

c) *Vitaminmaske*
1/2 Meßl.	Vitamin E Fluid HT
1/2 Meßl.	Vitamin A Fluid HT

Konservierung: 10 Tr. Paraben K

Creme-Maske

75 ml	Cremaba HT
8 ml	Haselnußöl

a) *Vitaminmaske*
20-30 Tr.	Vitamin E-Acetat
15-20 Tr.	Vitamin A-Palmitat

b) **glättend, regenerierend**
5 Tr.	eth. Öl Karottensamen
1/2 Meßl.	Calendulaöl

c) **durchblutungsfördernd,**
5 Tr.	eth. Öl deutsche Kamille
1/2 Meßl.	Algenöl

Konservierung: 9 Tr. Paraben K

Algenmaske

durchblutungsfördernd, glättend
1	Eigelb
8 Meßl.	Nachtkerzenöl
2 Meßl.	Weizenkeimöl
1	Algentablette
3 Tr.	Zitronensaft

Algentablette zerdrücken, mit dem Eigelb und den Ölen vermischen. Zum Schluß den Zitronensaft zugeben.

Joghurt-Maske

2 Eßl.	Joghurt
1 Meßl.	Fluidlecithin Super
1 Meßl.	Avocadoöl

Diese Maske ist durchblutungsfördernd, belebend und straffend.

Feuchtigkeitsmaske

100 ml	dest. Wasser
5 g	Kieselsäure
1 Meßl.	Fluidlecithin Super
1 Meßl.	Sanddornöl
1 ml	Seidenprotein
1 Meßl.	Gelbildner PNC 430

Konservierung: 11 Tr. Paraben K

Die Kieselsäure in das Wasser einrühren, Gelbildner zufügen und quellen lassen, dann die anderen Wirkstoffe einarbeiten.

Pflegeprogramm für:
Sehr trockene Haut

Reinigungsmilch s. trockene, feuchtigkeitsarme Haut

Gesichtswasser

100 ml	Hamameliswasser
2 ml	Pflanzenextrakt Calendula
1 ml	Aloe-vera 10-fach

Tagescreme

Fettphase:

8 g	Emulsan
5 g	Ceralan
12 g	Shea-Butter
35 ml	Macadamianuß-Öl
35 ml	Jojobaöl

20 ml Fettphase: 20 ml Wasserphase

Wirkstoffe:

a) *hautberuhigend, feuchtigkeitsspendend*

6 Tr.	Carotinöl
12 Tr.	Vitamin E-Acetat
12 Tr.	D-Panthenol 75 %

b) *feuchtigkeitsspendend, glättend*

12 Tr.	Aloe-vera 10-fach
12 Tr.	Fibrostimulin P
20 Tr.	Vitamin E-Acetat

c) *hautberuhigend, feuchtigkeitsspendend*

½ Tl.	Lipoderminkonzentrat
1 Msp.	Harnstoff
6 Tr.	Carotinöl

Konservierung: 4 Tr. Paraben K

Tagescreme:

Fettphase:

3 g	Confonder
3 g	Shea-Butter
5 g	Eucerin
10 ml	Macadamianuß-Öl
1 g	Cetylalkohol

die gesamte Fettphase: 28 ml Wasserphase

Wirkstoffe:

a) *stark feuchtigkeitsspendend*

1 Msp.	Harnstoff
20 Tr.	D-Panthenol 75 %
1 ml	Glycerin

b) *feuchtigkeitsspendend, glättend*

1 Msp.	Hyaluronsäure
12 Tr.	D-Panthenol 75 %
25 Tr.	Vitamin E Fluid HT

Konservierung: 4 Tr. Paraben K

Nachtcreme:

Fettphase:

12 g	Emulsan
10 g	Shea-Butter
10 g	Ceralan
60 ml	Mandelöl
10 ml	Nachtkerzenöl

20 ml Fettphase: 30 ml Wasserphase

Wirkstoffe:

a) *beruhigt, feuchtigkeitsspendend*

15 Tr.	D-Panthenol 75 %
10 Tr.	Carotinöl
15 Tr.	Meristemextrakt

b) *Vitamincreme*

15 Tr.	Aloe-vera 10-fach
25 Tr.	Vitamin A-Palmitat
25 Tr.	Vitamin E-Acetat

c) *feuchtigkeitsspendend, straffend*

1 Msp.	Harnstoff
1 Msp.	Gelee Royale
½ Tel.	Lipoderminkonzentrat

Konservierung: 5 Tr. Paraben K

Nachtcreme:

Fettphase:

10 g	Emulsan
10 g	Fluidlecithin Super
10 g	Kakaobutter
20 ml	Haselnußöl
10 ml	Hagebuttenkernöl

10 ml Fettphase: 20 ml Wasserphase

Wirkstoffe:

a) *stimuliert die Zellen, regenerierend*

6 Tr.	Carotinöl
15 Tr.	D-Panthenol 75 %
15 Tr.	Fibrostimulin P

b) *straffend, glättend*

3 Tr.	eth. Öl Karottensamen
25 Tr.	Vitamin A-Palmitat
25 Tr.	Vitamin E-Acetat

Konservierung: 3 Tr. Paraben K

Nachtcreme

Fettphase:
20 g	Tegomuls
10 g	Eucerin
5 g	Ceralan
70 ml	Jojobaöl

10 ml Fettphase: 20 ml Wasserphase

Wirkstoffe:
a) glättend, regenerierend,
15 Tr.	D-Panthenol 75 %
1 Msp.	Allantoin
6 Tr.	Carotinöl

b) straffend, vitalisierend,
15 Tr.	Aloe-vera 10-fach
1 Msp.	Gelee Royale
25 Tr.	Vitamin E-Acetat

c) feuchtigkeitsspendend, glättend
1 Msp.	Harnstoff
15 Tr.	Fibrostimulin P
1 ml	Glycerin

Konservierung: 3 Tr. Paraben K

Nachtcreme

Fettphase :
12 g	Emulsan
10 g	Shea-Butter
10 g	Ceralan
55 ml	Mandelöl
15 ml	Kokosöl

20 ml Fettphase: 20 ml Wasserphase

Wirkstoffe:
1 ml	Glycerin

a) feuchtigkeitsspendend, straffend
6 Tr.	Johanniskrautöl
1 Msp.	Harnstoff
1 Msp.	Gelee Royale

b) feuchtigkeitsspendend, glättend bei Hautrauhigkeit
1 Meßl.	Fluidlecithin Super
1 Msp.	Elastinpulver P
1 Msp.	Harnstoff

c) Vitamincreme regeneriert, glättet
12 Tr.	Sanddornöl
25 Tr.	Vitamin A Fluid HT
25 Tr.	Vitamin E Fluid HT

Konservierung: 4 Tr. Paraben K

Creme für extra trockene Haut

Fettphase:
6 g	Confonder
10 g	Eucerin
20 ml	Macadamianußöl
6 g	Shea-Butter
2 g	Cetylalkohol

Gesamte Fettphase: 60 ml Wasser

Wirkstoffe:
2 ml	Nachtkerzenöl
2 Meßl.	Fluidlecithin Super
30 Tr.	Aloe-vera 10-fach
1 Meßl.	Vitamin E-Acetat
1 Meßl.	D-Panthenol 75 %

Konservierung: 12 Tr. Paraben K

Den Confonder unter Rühren erhitzen, es bilden sich immer feine weiße Flocken, die sich aber bei Zugabe der Wasserphase auflösen. Wenn Ihnen die Crememenge zu viel ist, frieren Sie die Hälfte ein.

Körpermilch

Fettphase:
6 g	Confonder
2 g	Cetylalkohol
5 ml	Fluidlecithin Super
25 ml	Macadamianuß-Öl
10 ml	Eucerin
6 g	Shea-Butter

Gesamte Fettphase: 130 ml Wasser

Wirkstoffe:
a) feuchtigkeitsspendend,
60 Tr.	Aloe-vera 10-fach
60 Tr.	D-Panthenol 75 %
1 Meßl.	Vitamin E-Acetat
1 Meßl.	Vitamin A-Palmitat

b) glättend, feuchtigkeitsspendend
26 Tr.	Alpha-Bisabolol
2 Meßl.	Lipoderminkonzentrat
60 Tr.	D-Panthenol 75 %*

c) feuchtigkeitsspendend
4 Msp.	Harnstoff
60 Tr.	D-Panthenol 75 %
1 Meßl.	Vitamin E-Acetat

Konservierung: 22 Tr. Paraben K

Körpermilch

Fettphase:
20 g	Emulsan
20 g	Shea-Butter
20 g	Kakaobutter
50 ml	Weizenkeimöl
20 ml	Kokosöl

30 ml Fettphase: 120 ml Wasserphase

Wirkstoffe:
  feuchtigkeitsspendend
5 ml	Glycerin
1 Meßl.	Vitamin E-Acetat
1 Meßl.	D-Panthenol 75 %

Konservierung: 17 Tr. Paraben K

Körpermilch:

Fettphase:
20 g	Tegomuls
65 ml	Jojobaöl
20 ml	Monoï Tiare natur oder mit einem anderen Duft
10 ml	Eucerin
40 g Fettphase: 160 ml Wasserphase	

Wirkstoffe :
4 ml	Algenöl
6 ml	Glycerin

a) *feuchtigkeitsspendend,*
3 Msp.	Harnstoff
1 Meßl.	Vitamin E-Acetat

b) *glättend, feuchtigkeitsspendend*
2 Meßl.	Nachtkerzenöl Fluid HT
1 Meßl.	Tr. Aloe-vera 10-fach

Konservierung: 20 Tr. Paraben K

Diese Körperlotion duftet angenehm nach Tiare Blüten. Wer den Duft nicht mag, kann Monoï Tiare durch Kokosöl ersetzen.

Peeling

Fettphase:
20 g	Tegomuls
5 g	Shea-Butter
5 g	Ceralan
70 ml	Sojaöl

10 ml Fettphase: 40 ml Wasserphase

Wirkstoffe:
1 Meßl.	Olivenschalen Granulat

Konservierung: 5 Tr. Paraben K

Augengel

  feuchtigkeitsspendend, beruhigend
50 ml	dest. Wasser
½ Meßl.	Gelbildner PNC 430
1 Msp.	Hyaluronsäure
2 Tr.	eth. Öl Rose
30 Tr.	Nachtkerzenöl Fluid HT

Konservierung: 6 Tr. Paraben K

Augenkompressen zur Beruhigung von überanstrengten Augen

Pads mit Rosenwasser oder Myrtlewasser besprühen und 5-10 Minuten auf die gereinigten, geschlossenen Augen legen.

1 Tasse Tee aus 2 Eßl. Ceylontee aufbrühen und 10 Minuten ziehen lassen. Pads damit tränken und auf die gereinigten, geschlossenen Augenlider geben.

Kompressen

Sud aus folgenden Kräutern bereiten:
1 Eßl.	Kamillenblüten
1 Eßl.	Johanniskrauttee oder
2 Eßl.	Hautpflegetee

Creme-Maske

75 ml	Cremaba HT
8 ml	Haselnußöl

a) *glättend, feuchtigkeitsspendend*
1 Meßl.	Nachtkerzenöl
20 Tr.	Vitamin E-Acetat

b) *glättend, straffend*
1 Meßl.	Weizenkeimöl
20 Tr.	Vitamin A-Palmitat

Konservierung: 9 Tr. Paraben K

Maske mit Johanniskrautöl

1	Eigelb
2 Meßl.	Johanniskrautöl
1 Meßl.	Nachtkerzenöl
3 Tr.	Zitronensaft

Eigelb mit den Ölen vermischen und zum Schluß den Zitronensaft zugeben.

Maske mit Vitaminen

4 Meßl.   Avocadoöl
$\frac{1}{2}$ Meßl.   Fluidlecithin Super HT
$\frac{1}{2}$ Meßl.   Vitamin A Fluid HT
$\frac{1}{2}$ Meßl.   Vitamin E Fluid HT

Joghurt-Maske

2 Eßl.   Joghurt
1 Meßl.   Fluidlecithin Super
1 Meßl.   Nachtkerzenöl

Diese Maske regeneriert, belebt und regt die Durchblutung an.

Pflegeprogramm für: Mischhaut

Reinigungsmilch

Fettphase:
20 g   Tegomuls
20 ml   Sojaöl
20 g   Cetylalkohol

50 g Fettphase: 150 ml Wasserphase

Wirkstoffe:
2 Meßl.   Betain
1 Meßl.   Aloe-vera 10 fach

Konservierung: 20 Tr. Paraben K

Gesichtswasser

100 ml   naturtrüben Apfelessig
100 ml   Wasser

miteinander mischen, in eine dunkle Flasche geben

Gesichtswasser

100 ml   Hamameliswasser
1 Meßl.   Aloe-vera 10-fach
1 Meßl.   D-Panthenol 75 %
5 ml   Da Zao

Tagescreme

Fettphase:
25 g   Tegomuls
90 ml   Weizenkeimöl
5 g   Shea-Butter

10 ml Fettphase: 20 ml Wasserphase

Wirkstoffe:
a) *beruhigt, entzündungshemmend bei kleinen Hautunreinheiten*
9 Tr.   Aloe-vera 10-fach
5 Tr.   Alpha Bisabolol
$\frac{1}{2}$ Meßl.   Hamamelisextrakt

b) *glättend, feuchtigkeitsspendend*
18 Tr.   Nachtkerzenöl Fluid HT
18 Tr.   Vitamin E Fluid HT
10 Tr.   D-Panthenol 75 %

c) *stärkt die Haut gegen Umwelteinflüsse*
1 Msp.   Grüner Tee
3 Tr.   Zitronensäure
30 Tr.   Da Zao
1 Msp.   Hyaluronsäure

Konservierung: 3 Tr. Paraben K

Tee erst in der Wasserphase auflösen, dann Zitronensäure hinzufügen, da sonst die Creme braun wird.

Tagescreme

40 ml   Cremaba HT
1-2 Meßl.   Weizenkeimöl
1 Meßl.   Vitamin E Fluid HT
12 Tr.   D-Panthenol 75 %
1 Msp.   Harnstoff

Konservierung: 4 Tr. Paraben K

leichte Creme, feuchtigkeitsspendend

Tagescreme

40 ml   Cremaba HT
1-2 Meßl.   Weizenkeimöl

a) **feuchtigkeitsspendend**
1 Meßl.   Vitamin E Fluid HT
12 Tr.   D-Panthenol 75 %
1 Msp.   Harnstoff

b) **stärkt die Haut gegen Umwelteinflüsse**
1 Msp.   Grüner Tee
in etwas Wasser vorlösen und
1 Tr. Zitronensaft zufügen
2 ml   Da Zao

Konservierung: 4 Tr. Paraben K

Nachtcreme

Fettphase:
20 g	Tegomuls
5 g	Shea-Butter
5 g	Ceralan
70 ml	Jojobaöl

10 ml Fettphase: 30 ml Wasserphase

Wirkstoffe:
a) *feuchtigkeitsspendend*
9 Tr.	D-Panthenol
9 Tr.	Aloe vera 10-fach
15 Tr.	Vitamin E-Acetat

b) *hautberuhigend, stärkend*
6 Tr.	Carotinöl
30 Tr.	Da Zao
9 Tr.	D-Panthenol 75 %

c) *straffend, feuchtigkeitsspendend*
1 Msp.	Harnstoff
3 Tr.	eth. Öl Karottensamen
15 Tr.	Vitamin E

Konservierung: 4 Tr. Paraben K

Augengel

beruhigt, glättet Feuchtigkeitsfältchen und wirkt adstringierend
50 ml	dest. Wasser
½ Meßl.	Gelbinder PNC 430
1 Msp.	Grüner Tee
1 Tr.	Zitronensaft
1 ml	Seidenprotein
½ Meßl.	Vitamin A Fluid HT
½ Meßl.	Fluidlecithin Super

Konservierung: 6 Tr. Paraben K

Den Grünen Tee im Wasser auflösen, Zitronensaft zufügen. Dann alles mit Gelbildner andicken und die restlichen Wirkstoffe zufügen.

Peeling:

Etwas Salz aus dem Toten Meer mit Jojobaöl vermischen, auf das gereinigte Gesicht auftragen und sanft einmassieren. Nach ca. 1 Minute mit warmen Wasser abspülen und Tages- oder Nachtcreme auftragen.

Körpermilch

Fettphase :
20 g	Tegomuls
85 ml	Jojobaöl

40 Fettphase: 160 Wasserphase

Wirkstoffe:
a) *durchblutungsfördernd*
4 ml	Algenöl
1 Meßl.	Vitamin E-Acetat

b) *beruhigend*
4 Msp.	Allantoin
1 Meßl.	Vitamin E-Acetat

Konservierung: 20 Tr. Paraben K

Hydro-Maske

feuchtigkeitsspendend, beruhigend
50 ml	dest. Wasser
1 Meßl.	Gelbildner PNC 430
15 Tr.	Aloe vera 10-fach
15 Tr.	D-Panthenol 75 %
15 Tr.	Planzenextrakt Calendula
15 Tr.	Meristemextrakt

Konservierung: 5 Tr. Paraben K

Gesichtsdampfbad

¼ Tasse	Apfelessig
1 l	Wasser
2 Eßl.	Kamillenblüten

Creme Maske

entzündungshemmend, beruhigend
75 ml	Cremaba HT
8 ml	Haselnußöl
9 Tr.	Alpha-Bisabolol
½ Meßl.	Calendulaöl
½ Meßl.	Johanniskrautöl
½ Meßl.	Klettenwurzelöl

Konservierung: 9 Tr. Paraben K

Feuchtigkeits - Maske

50 ml	dest. Wasser
1 Meßl.	Gelbildner PNC 430
5 ml	Aloe-vera Gel
15 Tr.	D-Panthenol 75 %
1 Msp.	Hyaluronsäure
1 Meßl.	Fluidlecithin Super
1 Meßl.	Nachtkerzenöl Fluid HT

Konservierung: 6 Tr. Paraben K

Feuchtigkeits - Maske
zur Hautberuhigung

50 ml	dest. Wasser
1 Meßl.	Gelbildner PNC 430
15 Tr.	Meristemextrakt
10 Tr.	Johanniskrautöl
1 Meßl.	Fluidlecithin Super

Konservierung: 6 Tr. Paraben K

Joghurt- Maske

2 Eßl.	Joghurt
2 Tl.	Apfelessig
15 Tr.	Meristemextrakt

Diese Maske ist straffend, erfrischend und beruhigend.

Feuchtigkeitsmaske mit Haferkleie

100 ml	dest. Wasser
5 g	Kieselsäure
5 g	Haferkleie
1 Meßl.	Gelbildner PNC 430
2 Meßl.	Fluidlecithin Super

Konservierung: 11 Tr. Paraben K

Kieselsäure in kaltes Wasser einrühren und vorlösen. Dann den Gelbinder einrühren und quellen lassen. Nacheinander die restlichen Wirkstoffe hinzufügen.

Pflegeprogramm für:
Reife Haut

Gesichtswasser

Rosenwasser oder Orangenblütenwasser

Reinigungsmilch s. trockene, feuchtigkeitsarme Haut

Tagescreme

Fettphase:

20 g	Tegomuls
5 g	Shea-Butter
5 g	Ceralan
30 ml	Macadamianuß-Öl
30 ml	Jojobaöl
10 ml	Nachtkerzenöl

10 g Fettphase: 20 ml Wasserphase

Wirkstoffe:
a) *feuchtigkeitsspendend, regenerierend*

10 Tr.	D-Panthenol 75 %
1 Msp.	Harnstoff
6 Tr.	Carotinöl

b) *regenerierend, glättend, feuchtigkeitsspendend*

10 Tr.	Sanddornöl
3 Tr.	eth. Öl Strohblume
1 Msp.	Hyaluronsäure

c) *Vitamincreme*

10 Tr.	D-Panthenol 75 %
15 Tr.	Vitamin A-Palmitat
15 Tr.	Vitamin E-Acetat

Konservierung: 3 Tr. Paraben K

Tagescreme

regenerierend, feuchtigkeitsspendend

40 ml	Cremaba HT
3 Meßl.	Macadamianuß-Öl
1 Meßl.	Hagebuttenkernöl
2 ml	Vitamin E Fluid HT
1 Msp.	Harnstoff
4 Tr.	Carotinöl

Konservierung: 5 Tr. Paraben K

Nachtcreme

Fettphase:

8 g	Emulsan
5 g	Ceralan
12 g	Shea-Butter
4 ml	Fluidlecithin Super
35 ml	Macadamianuß-Öl
35 ml	Jojobaöl

20 g Fettphase: 20 ml Wasserphase

Wirkstoffe:

a) *regenerierend, vitaminreich*

8 Tr.	Carotinöl
8 Tr.	Johanniskrautöl
½ Meßl.	Vitamin E Fluid HT
½ Meßl.	Vitamin A Fluid HT

b) *glättend, regenerierend,*
   feuchtigkeitsspendend

3 Tr.	eth. Öl Strohblume
1 Msp.	Gelee Royale
1 Msp.	Harnstoff

c) *glättend, regenerierend, stimuliert die Zellen*

1 Msp.	Propolisextrakt-Pulver
1 Msp.	Elastinpulver P
12 Tr.	Fibrostimulin P

Konservierung: 4 Tr. Paraben K

Nachtcreme:

Fettphase:

20 g	Lamecreme
40 ml	Macadamianuß-Öl
10 ml	Nachtkerzenöl
30 g	Eucerin

25 ml Fettphase: 25 ml Wasserphase

Wirkstoffe:

a) *regenerierend, glättend*

1 ml	Fluidlecithin Super
5 Tr.	eth. Öl Karottensamen
1 Msp.	Propolisextrakt-Pulver

b) *vitaminreich, feuchtigkeitsspendend*

30 Tr.	Vitamin A Fluid HT
30 Tr.	Vitamin E Fluid HT
1 Msp.	Harnstoff

Konservierung: 5 Tr. Paraben K

Augengel

regenerierend, adstringierend

1 Msp.	Gelbildner PNC 430
50 ml	dest. Wasser
2 Tr.	eth. Öl Myrte
2 Tr.	eth. Öl Cistrose
1 Meßl.	Vitamin A Fluid HT
1 Meßl.	Nachtkerzenöl Fluid HT

Konservierung: 6 Tr. Paraben K

Gesichtsdampfbad

1 l	Wasser
1 Eßl.	Lavendelblüten
1 Eßl.	Kamillenblüten
2 Tr.	eth. Öl Muskatellersalbei

Kompressen

Einen Aufguß aus 1/2 l Wasser und folgenden Kräutern zu bereiten:

1 Eßl.	Lavendelblüten
1 Eßl.	Kamillenblüten

Bodylotion

Fettphase:

30 g	Lamecreme
10 ml	Fluidlecithin Super
30 ml	Macadamianuß-Öl
20 ml	Hagebuttenkernöl
10 g	Eucerin

30 ml Fettphase: 180 ml Wasserphase

Wirkstoffe:

a) *feuchtigkeitsspendend,*

60 Tr.	Aloe vera 10-fach
60 Tr.	D-Panthenol

b) *feuchtigkeitsspendend, regenerierend*

4 Msp.	Harnstoff
1 Meßl.	Vitamin E
2 ml	Sanddornöl

Konservierung: 21 Tr. Paraben K

Körpermilch

Fettphase:
15 g	Lamecreme
90 ml	Jojobaöl
2 g	Cetylalkohol

40 Fettphase: 100 ml dest. Wasserphase

Wirkstoffe:
a) *feuchtigkeitsspendend, regenerierend*
1 ml	Sanddornöl
3 Msp.	Harnstoff
40 Tr.	D-Panthenol 75 %

b) *feuchtigkeitsspendend, glättend,*
40 Tr.	Aloe-vera 10-fach
2 Msp.	Grüner Tee
18 Tr.	Nachtkerzenöl-Fluid HT

Konservierung: 14 Tr. Paraben K

Hydro- Maske

regenerierend, aufbauend
100 ml	dest. Wasser
2 Meßl.	Gelbildner PNC 430
2 Tr.	eth. Öl Rose
1/2 Meßl.	Propolis-Tinktur
1	Algentablette z.B. Spirulina
1 Tl.	Honig

Konservierung: 11 Tr. Paraben K

Die Algentablette mit einem Teelöffel pulverisieren und mit dem Wasser auflösen. Den Gelbildner einrühren und kräftig durchrühren. Wenn die Masse zu einem Gel geworden ist, Propolistinktur, den Honig und das eth. Öl zufügen.

Creme-Maske

anregend, stimulierend, regenerierend
75 ml	Cremaba HT
8 ml	Haselnußöl
1 Meßl.	Algenöl
1 Msp.	Propolisextrakt Pulver
1 Meßl.	Vitamin E-natürlich
1/2 Meßl.	Klettenwurzelöl
1/2 Meßl.	Vitamin A-Palmitat

Konservierung: 9 Tr. Paraben K

Alles der Reihe nach miteinander vermischen.

Algenmaske

glättend, regenerierend
2-3 Eßl.	Sahnequark
1 Tl.	Honig
1	Algentablette
2 Tr.	eth. Öl Strohblume

Etherisches Öl mit dem Honig mischen. Die Algentablette pulverisieren und in den Quark rühren. Zum Schluß den Honig unterrühren.

Joghurt-Maske

2 Eßl.	Joghurt
1 Meßl.	Fluidlecithin Super
1 Meßl.	Hagebuttenkernöl
1 Msp.	Gelee Royale

Diese Maske strafft, glättet und regeneriert

Gesichtsmaske mit Schlamm aus dem Toten Meer

anregend, stimulierend
30 g	Schlamm
10 Tr.	D-Panthenol 75 %
Tr.	eth. Öl Karottensamen

In den Schlamm werden D-Panthenol und etherisches Öl eingearbeitet. Die Packung sollte mindestens 5 Minuten, jedoch nicht länger als 20 Minuten, auf der Haut bleiben. Augenpartie großzügig aussparen, Hals und Dekolleté mit einbeziehen. Der Schlamm macht die Haut empfindlich gegenüber der Sonne, deshalb sollte er in den Sommermonaten nur abends angewandt werden.

Hautöl bei sehr empfindlicher Haut zur Hautberuhigung

25 ml	Schwarzkümmelöl
15 ml	Jojobaöl
10 ml	Macadamianuß-Öl
10 Tr.	eth. Öl Lavendel

Alles in eine dunkle Flasche geben und durchschütteln.

Pflegeprogramm für: Fettige, unreine Haut

Waschgel bei unreiner Haut

Die etherischen Öle desinfizieren, unterstützen die Abheilung

50 ml	Wasser
40 ml	Betain
10 ml	Zetesol
5 Tr.	eth. Öl Teebaum
3 Tr.	eth. Öl Oregano
5 Tr.	eth. Öl Pfefferminz

Reinigungsgel

Phase A: 10 ml   kosm. Haarwasser
1-2 Meßl. Gelbildner PNC 430

Gelbildner PNC 430 in Alkohol lösen und glatt rühren

Phase B: 60 ml   Wasser
1 Msp. Allantoin

A in B rühren und glattrühren.

Wirkstoffe:

a) *etherische Öle desinfizieren und unterstützen die Abheilung*

5 Tr.	eth. Öl Teebaum
30 Tr.	Aloe-vera 10-fach
5 Tr.	Alpha-Bisabolol
15 Tr.	Meristemextrakt
5 Tr.	Pflanzenextrakt Hamamelis
5 Tr.	Pflanzenextrakt Calendula
1 Meßl.	Sanfteen

b) *beruhigend, abheilend,*

30 Tr.	Aloe-vera 10-fach
20 Tr.	Pflanzenextrakt Calendula
4 Tr.	eth. Öl Teebaum
3 Tr.	Carotinöl
15 Tr.	Meristemextrakt
2 Meßl.	Betain

Peeling

40 ml	dest. Wasser
1 gestr. Meßl.	Gelbildner PNC 430
2-4 Meßl.	Olivenstein Granulat
1 Meßl.	Betain
5 Tr.	eth. Öl Teebaum
8 Tr.	Meristemextrakt

Konservierung: 5 Tr. Paraben K

Gesichtswasser

etherische Öle desinfizieren und unterstützen die Abheilung

50 ml	Myrtle Wasser oder Hamameliswasser
5 Tr.	Meristemextrakt
3 Tr.	eth. Öl Lavendel
2 Tr.	eth. Öl Lorbeer
1 Tr.	eth. Öl Oregano
2 Tr.	eth. Öl Deutsche Kamille
10 ml	Kosm. Basiswasser

Gesichtslotion

3 Meßl.	Lipoderminkonzentrat HT
30 ml	Cremaba HT
2 Meßl.	Kosm. Basiswasser
25 Tr.	Hamameliswasser
15 Tr.	eth. Öl Teebaum
10 ml	dest. Wasser

Gesichtsgel

abheilend, beruhigend

4 Meßl.	Lipoderminkonzentrat HT
1/2 Meßl.	Gelbildner PNC 430
15 Tr.	eth. Öl Teebaum
25 Tr.	Vitamin E Fluid HT
30 ml	dest. Wasser

Konservierung: 12 Tr. Paraben K

Gelbildner ins Wasser einrühren und quellen lassen. Dann die übrigen Wirkstoffe nacheinander einrühren.

Gesichtscreme

40 ml	Cremaba HT
3 Meßl.	Lipoderminkonzentrat HT
1 Meßl.	Kosm. Basiswasser
1/2 Meßl.	D-Panthenol 75 %
2 ml	Nachtkerzenöl

Gesichtscreme

Fettphase:

25 g	Tegomuls
55 ml	Jojobaöl
20 g	Cetylalkohol

10 ml Fettphase: 50 ml dest. Wasserphase

Wirkstoffe:
a) *abheilende etherische Öle*

2 Tr.	eth.Öl Grüne Myrte
2 Tr.	eth. Öl Eucalyptus dives
2 Tr.	eth. Öl Rosmarin typ verbenon

b) *abheilend*

23 Tr.	Vitamin A Palmitat
1 Msp.	Harnstoff

c) *abheilend und beruhigend*

15 Tr.	eth. Öl Teebaum
1 Meßl.	Vitamin A Fluid HT
15 Tr.	Meristemextrakt

Konservierung: 6 Tr. Paraben K

Masken

Hydro-Maske

100 ml	dest. Wasser
ca. 2 Meßl.	Gelbildner PNC 430

a) *bei leicht fettiger Haut:*

30 Tr.	Vitamin E Fluid HT
½ Meßl.	Lipoderminkonzentrat
½ Meßl.	Elastinpulver P

b) *bei fettiger Haut :*

1 Msp.	Harnstoff
30 Tr.	Meristemextrakt
20 Tr.	Aloe-vera 10-fach

c) *bei sehr fettiger, unreiner Haut :*

5 Tr.	eth. Öl Deutsche Kamille
5-10 Tr.	eth. Öl Calophyllum
5 Tr.	eth. Öl Strohblume
½ Meßl.	Vitamin A Fluid HT

Konservierung: 10 Tr. Paraben K

Harnstoff und Elastinpulver im Wasser auflösen, danach den Gelbildner ebenfalls im Wasser auflösen und kräftig rühren bis sich ein Gel bildet. Dann die angegebenen Wirkstoffe der Reihe nach einrühren.

Maske mit Heilerde

Grundrezept:
2 Eßl Heilerde mit ca. 150 ml Wasser anrühren, so daß sich eine streichfähige Masse ergibt.

Heilerde entgiftet, fördert die Durchblutung, strafft und glättet. Sie führt der Haut Mineralstoffe zu, sorgt für den Abtransport von Stoffwechselprodukten und ist besonders für die fettige Haut bei Hautrötungen und Hautunreinheiten geeignet.

Variationen mit Heilerde:
Anstelle des Wassers nimmt man 1 Tasse Grünen Tee. Gut geeignet ist der Japanische Bancha. Für eine Tasse Tee nimmt man 4 Teelöffel Tee brüht ihn mit kochendem Wasser auf und läßt ihn 10 Minuten ziehen.

Eine weitere Möglichkeit ist , die Heilerde mit Lapachotee anzurühren. Lapachotee regt die Hautfunktionen an, fördert die Durchblutung, strafft und glättet, wirkt entzündungshemmend und erfrischend.

Gesichtsdampfbad:

1 l	Wasser
1 Eßl.	Johanniskrauttee
1 Eßl.	Kamillenblüten
2 Tr.	eth. Öl Inula graveolens
1 Tr.	eth. Öl Oregano

Kochendes Wasser über die Kräuter geben, kurz ziehen lassen, die eth. Öle zufügen und das Gesicht ca. 5 Minuten über den Dampf halten.

Gesichtsdampfbad:

1 l	Wasser
2 Eßl.	Kamillenblüten
1 Eßl.	Schwarzkümmelsamen
1 Tr.	eth. Öl Oregano

Kochendes Wasser über die Kamillenblüten und den Schwarzkümmelsamen gießen. 10 Min. ziehen lassen. Dann das eth. Öl zugeben und das Gesicht ca. 5 Minuten über den Dampf halten.

Pickelgel

10 ml	dest. Wasser
1 Msp.	Gelbildner PNC 430
6 Tr.	eth. Öl Teebaum
1 Tr.	eth. Öl Oregano
1 Tr.	eth. Öl Inula graveolens
5 Tr.	LV 41

Wasser mit dem Gelbildner andicken und die etherischen Öle, die man vorher mit dem LV 41 vermischt hat, einrühren. Die Mischung füllt man am besten in eine kleine braune Flasche mit Spatel ab.

Rezepte allgemein

Vitamin Gel für strapazierte Haut

2 ml	Vitamin E Fluid HT
1 ml	D-Panthenol 75 %
1 ml	Vitamin A Fluid HT
1 ml	Nachtkerzenöl Fluid HT
3 ml	Glycerin
1/2 Meßl.	Gelbildner PNC 430
40 ml	dest. Wasser

Konservierung: 5 Tr. Paraben K

After Sun Hair & Body Spray

4 ml	Vitamin E Fluid HT
1 ml	D- Panthenol 75 %
10 Tr.	Aloe vera 10-fach
25 Tr.	Glycerin
60 ml	Wasser

Konservierung: 12 Tr. Paraben K

After Sun Lotion

80 ml	Cremaba HT
3 Meßl.	Avocadoöl
2 Meßl.	Lipoderminkonzentrat HT
2 Meßl.	Kosm. Basiswasser
1/2 Meßl.	D-Panthenol 75 %
1/2 Meßl.	Meristemextrakt
10 Tr.	Aloe vera 10-fach

Liposomengel

2 Meßl.	Lipoderminkonzentrat HT
2 Meßl	Wasser
1/2 Meßl.	Vitamin A Fluid HT
1/2 Meßl.	Vitamin E Fluid HT

Konservierung: 2 Tr. Paraben K

Dieses vitaminreiche Gel kann man unter der Tages- und Nachtpflege anwenden.

Pflegende Selbstbräunende-Bodylotion

Fettphase:

25 ml	Macadamianuß-Öl
10 g	Shea-Butter
2 g	Cetylalkohol
6 g	Confonder

Auf die gesamte Fettphase kommen ca. 120-150 ml Wasser + 5-6 Meßl. DHA

Zusatz- und Wirkstoffe für ca. 200 ml Selbstbräuner:

2 Meßl.	D-Phanthenol 75 %
10 Tr.	Zi Cao
1 ml	Vitamin E natürlich

Konservierung: 40 Tr. Paraben K

Warum selbstgemachte Kosmetik?

Immer mehr Menschen leiden unter Allergien und haben Schwierigkeiten eine für sie verträgliche Creme zu finden. Obwohl jede in Europa vertriebene Creme nach INCI (International Nomenclature Cosmetic Ingredients) deklariert werden muß, kann der Laie wenig mit den „latainischen" Namen anfangen. Bei der selbstgerührten Kosmetik kann jedoch jeder selbst entscheiden, welche Roh- und Wirkstoffe er verwenden möchte, bzw. welche Wirkstoffe er laut Allergiepaß vermeiden will. Deshalb finden Sie in diesem Buch, im Lexikonteil, mit allen eingesetzten Stoffen mit INCI-Bezeichnung, Beschreibung, Wirkung und Einsatzkonzentration.

Auch der Nicht-Allergiker hat durch die selbstgerührte Kosmetik vorteile. Er kann sich die optimale Creme für seinen Hauttyp zusammen stellen mit den Wirkstoffen, die füe seine Haut geeignet sind. Vielleicht wird es in der Anfangsphase etwas dauern, bis die ideale Creme gefunden ist, aber wenn man sie einmal gefunden hat, möchte man nicht mehr auf sie verzichten. Ein weiterer Vorteil ist, daß bei der selbstgemachten Kosmetik die Konservierung nur für die kurze Zeit berechnet wird, bis die Creme verbraucht ist. Dadurch wird deutlich weniger Konservierung eingesetzt, oder man kann ganz auf Konservierung verzichten. In der Regel wird die Fertigcreme, die man im Geschäft kaufen kann, für 30 Monate konserviert, wenn kein anderes Haltbarkeitsdatum angegeben wird. Vergleicht man die Preise der selbstgemachten Kosmetik mit der gekauften, so ist die gerührte Kosmetik wesentlich preiswerter. Eine selbstgemachte Creme kostet, je nach eingesetzten Rohstoffen, zwischen 1,00 DM und 1,50 DM für ein 50 ml Cremetöpchen. Außerdem macht das Selbstrühren sehr viel Spaß und kann sich zu einem richtigen Hobby entwickeln.

Spezielle Hautbilder
Cellulitis

Was ist Cellulitis ?

Im Volksmund auch oft als Orangenhaut bezeichnet, beschreibt Cellulitis eine Hautveränderung, die laut Statistik fast 80 % aller Frauen betrifft.

Der wohl am meisten verbreitete Irrglaube bezüglich Cellulitis ist der, daß nur Dickleibige unter ihr leiden würden. Vielmehr entsteht Cellulitis, wie nach heutigem Stand der Forschung bekannt, durch eine Störung des Stoffwechsels (u.a. Protein - Degeneration). Das subkutane Bindegewebe verändert sich, das heißt u.a. die Konzentration an Elastinfasern wird vermindert, und die Collagenfasern verhärten sich. Durch diese Störung quellen die Fettzellen im Unterhautgewebe verstärkt auf und es kann auch zu vermehrten Wassereinlagerungen kommen.

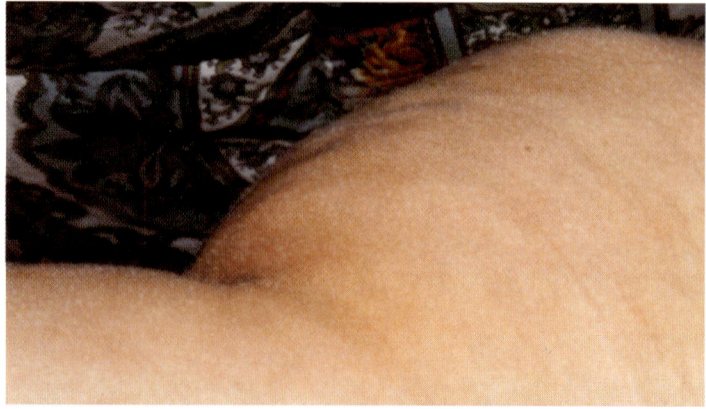

Hautbild der Cellulitis. Mit den typischen „Hauteinstülpungen", welche an die Schale einer Orange erinnern.

Durch die erhöhte Quellung drückt nun das Unterhautgewebe gegen die darüberliegenden Hautschichten und verursacht so die optisch unschönen Wellungen und Dellen in der Oberhaut. Häufig betroffene Stellen sind Po, Hüften, Oberschenkel, Bauch und Oberarme, da hier die Neigung der Haut zur vermehrten Fettzelleneinlagerung durch die sogenannten Beta-Rezeptoren erhöht ist. Auch sorgt die unterschiedliche Anordnung der Elastin- und Collagenfasern beim Mann (kreuzförmig) und der Frau (fast parallele Vernetzung) dafür, daß die Stoff-wechselstörung eher bei Frauen eine optisch sichtbare Veränderung in der Haut bewirkt.

Durch die fast parallele Anordnung ist es der weiblichen Haut eher möglich, sich stärker zu dehnen als die Haut eines Mannes. Eine Folge davon ist eine vermehrte Einlagerung von Fettzellen zwischen den Fasern, so daß neben der Wassereinlagerung ein zusätzliches Depot an Fett gebildet werden kann. Das ist durch die Natur bewußt so eingerichtet worden, da sich die weibliche Haut bei einer Schwangerschaft ja um das vielfache dehnen muß und eingelagerte Fettdepots z.B. auch vor Stößen schützen sollen. Leider leiden aber gerade aus diesen Gründen überwiegend Frauen unter Cellulitis. Zum Trost der Frauen sei aber gesagt, daß es dennoch Männer gibt, die zu Cellulitis neigen.

Weitere Faktoren, die die Bildung von Cellulitis fördern, sind falsche Ernährung, fehlende kosmetische Pflege aber auch Erbanlagen spielen eine Rolle. Im Alter (Wechseljahre) kommt noch die hormonelle Umstellung dazu, die zusätzlich die Cellulitis fördert.

Cellulitis erkennt man an folgenden äußeren Merkmalen:

- die typischen, Eindellungen in der Haut
- die Haut ist meist blasser durch die verminderte Durchblutung
- wegen der verminderten Durchblutung ist die Haut an den Stellen, an der die Cellulitis auftritt etwas kühler
- durch den erhöhten Anteil an Collagenfasern etwas härter als das umliegende Gewebe.

Was kann Mann/Frau nun aber Wirkungsvolles bei Cellulitis machen ?

Hier ein paar Kosmetik Rezepte

Natürliches Peeling bei Cellulitis
Sie brauchen: 20 ml Öl z.B. Sojaöl
                30 g   Salz aus dem Toten Meer
                60 Tr. eth. Öl Zitrone

Die Rohstoffe erst direkt vor dem Gebrauch miteinander vermischen. Massieren Sie das Peeling mit leicht kreisenden Bewegungen in die Haut ein. Peelen Sie am besten direkt nach einem Bad in der Wanne, dann nur noch einmal kurz mit lauwarmem Wasser abspülen. Neben den stoffwechsel-anregenden Eigenschaften entfernt das Peeling sanft, auf natürliche Weise, alte Hautschuppen und macht so den Weg frei für eine bessere Aufnahme der Wirkstoffe aus der Cellulitiscreme oder den Massageölen und erleichtert die Hautatmung. Nach der Anwendung des Peelings haben Sie ein angenehm samtiges Hautgefühl.

Massageöle bei Cellulitis

Die beiden nun folgenden Massageölrezepte A und B ergänzen sich und erzielen einzeln angewandt nicht den gewünschten Fett,- Wasser,- und Schlackenabbau im Gewebe. Wenden Sie daher die beiden Massageöle immer nur in Kombination an.

Massageöl A
   Zur Förderung der Fettspaltung (Abbau)
93 ml Öl nach Wahl zum Beispiel Sojaöl oder Haselnußöl
   3 ml Algenöl
   1 ml eth. Öl Thymian (Thymus vulgaris)
   1 ml eth. Öl Atlas Ceder (Cedrus atlantica)
   1 ml eth. Öl Oregano (Origanum vulgaris)
   1 ml Vitamin E natürlich (ca. 5 Tropfen)

Vermischen Sie alle abgemessenen Bestandteile aus dem Rezept und füllen das Massageöl dann in eine Flasche.

Das Massageöl A wird nach der Reinigung mit einer mittelgroben Massagebürste oder einem Loofahhandschuh ca. 5 Minuten in die Haut einmassiert. Wichtig ist dabei immer, daß die Massage in Richtung Herz durchgeführt wird. Durch die Massage und die etherischen Öle wird das Gewebe zu einem beschleunigten Fettabbau angeregt und gleichzeitig gestrafft.

Nach einer **Einwirkzeit des Massageöls A von mindestens 20 Minuten** wird nun das Massageöl B mit einer mittelgroben Bürste oder einem Loofahhandschuh mindestens 5 Minuten in die Haut einmassiert. Das Massageöl B ermöglicht nun einen leichten Abtransport des durch Massageöl A gelockerten Fettgewebes sowie von Wasser und Schlacken über die lymphatischen Bahnen.

Zur Intensivierung kann man nach der Anwendung des Massageöls A die Haut mit Frischhaltefolie umwickeln.

Massageöl B
   Zum Abtransport des gelockerten Fettgewebes und
   zum Schlackenabbau über die lymphatischen Bahnen.
   95 ml Öl nach Wahl, zum Beispiel Haselnußöl
      oder Weizenkeimöl
   1 ml Algenöl
   1 ml eth. Öl Wacholder (Juniperus communis)
   1 ml eth. Öl Citronella (Cymbopogon nardus)
1,5 ml eth. Öl Lavendel (Lavandula angustifolia)
   1 ml Vitamin E natürlich (ca. 5 Tropfen)

Herstellung wie bei Massageöl A.

Damit schnell ein sichtbares Ergebnis erzielt wird, empfiehlt es sich die Massageöle mindestens 1x in der Woche anzuwenden - besser wäre natürlich öfter.

Hier noch ein Massageöl für zwischendurch bei Cellulitis - es kann aber auch als normales Partnermassageöl verwendet werden. Bei fortgeschrittener Cellulitis sollte dieses Massageöl täglich neben der Cellulitiscreme angewendet werden.

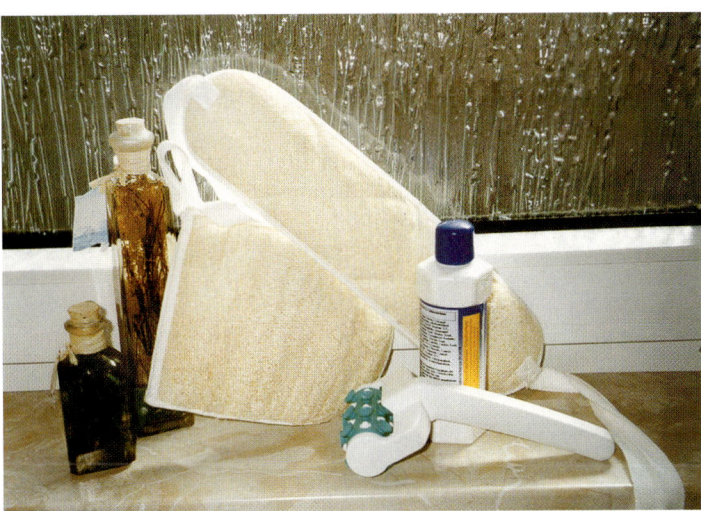

Cellulitisnoppen-Massagerolle, Loofha-Massagehandschuh und Loofha-Massagegegürtel

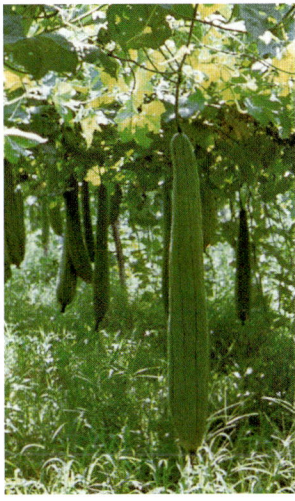

Baum mit Loofha-Gurken. Diese werden geerntet, getrocknet und das „Skelett" zu Massagegürteln, Handschuhen oder Bürsten weiterverarbeitet.

Cellulitis-Massageöl

75 ml Macadamianuß-Öl oder Mandelöl
10 ml Algenöl
10 Tr. Carotinöl
 2 ml Vitamin E natürlich
30 Tr. eth. Öl Zitrone (Citrus limon)
10 Tr. eth. Öl Cistrose (Cistus ladaniferus)
10 Tr. eth. Öl Lavendel (Lavendula angustifolia)
15 Tr. eth. Öl Eisenkraut (Zitronen Verbena-Lippia citriodora)

Die etherischen Öle und die Wirkstoffe abmessen und ins Öl geben, die Mischung nun in eine Flasche füllen. Bei diesem Massageöl ist nicht nur die Wirkung überzeugend, sondern auch der angenehm frische Duft ansprechend. Das Massageöl bewirkt eine Stimulierung des Stoffwechsels im Gewebe und schenkt der Haut Vitalität und Spannkraft. So beugen sie wirkungsvoll einem Elastizitätsverlust vor.

Um die Haut zusätzlich zu den Massagen gegen Cellulitis und gegen Erschlaffung zu schützen, empfiehlt sich die Verwendung einer Cellulitiscreme. Der Vorteil einer Cellulitiscreme ist der, daß hier die Wirkstoffe der Creme permanent an die Haut abgegeben werden und Sie so ständig der Bildung von Cellulitis entgegenwirken.

Cellulitiscreme

30 ml	Cremaba HT
2 ml	Algenöl
1 Tr.	eth. Öl Oregano (Oreganum vulgaris)
8 Tr.	eth. Öl Lavendel (Lavendula angustifolia)
15 Tr.	Calendulaöl
10 Tr.	eth. Öl Zypresse (Cupressus sempervirens)
20 Tr.	eth. Öl Zitrone (Citrus limon)
5 Tr.	eth. Öl Lorbeer (Laurus nobilis)
5 ml	Echinacea Preßsaft ohne Alkohol
1 Msp.	Vitamin C (Ascorbinsäure) oder
20 Tr.	frischer Zitronensaft
1 Msp.	Hyaluronsäure

Falls Sie die Cellulitiscreme gleichzeitig als Bodycreme verwenden möchten, so können Sie noch folgende Pflegekomponenten hinzufügen

5 Tr.	Vitamin E natürlich
10 Tr.	D-Panthenol 75 %
10 Tr.	Sanddornöl
1 Msp.	Grüner Tee

So erhalten Sie eine hochwertige Bodycreme, welche nicht nur pflegt, schützt und bei Cellulitis wirkt, sondern gleichzeitig die Zellaktivität und Regeneration Ihrer Haut fördert.

Herstellung: Alle Zusatz- und Wirkstoffe kalt in die Cremaba HT rühren - fertig.

Die Cellulitiscreme, wird wie jede normale Bodycreme nach der Reinigung auf die Haut auftragen, gegebenenfalls leicht in die Haut einmassiert.

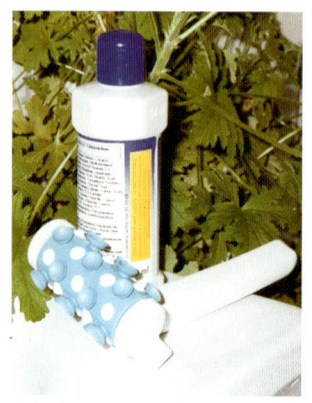

Cellulitisnoppen-Massagerolle

Tip: Sehr gute Erfahrungen haben wir mit einer sogenannten Noppenmassagebürste gemacht. Hier wird die Wirkung der Massageöle bzw. der Cellulitiscreme noch durch ein kurzes Ansaugen und wieder Fallenlassen des Gewebes durch die Noppen unterstützt. So werden die Wirkstoffe noch tiefer in das Gewebe eingeschleust und überschüssiges Wasser wird dabei aus dem Fettgewebe gesogen.

Entschlackungsbad

Vormischung:

65 ml	Öl nach Wahl z.B. Avocadoöl oder Distelöl
15 ml	Fluidlecithin CM oder Super
20 Tr.	eth. Öl Zitrone (Citrus limon)
10 Tr.	eth. Öl Cistrose (Cistus ladaniferus)
15 Tr.	eth. Öl Lavendel (Lavendula angustifolia)
10 Tr.	eth. Öl Wacholder (Juniperus communis)
10 ml	Algenöl

Alle Zutaten einfach kalt miteinander vermischen. Vormischung in einer verschließbaren Flasche aufbewahren. Für ein Vollbad benötigen Sie ca. 10-15 ml der Vormischung. Geben Sie zusätzlich noch 200 g Salz aus dem Toten Meer mit ins Bad. Die Badetemperatur sollte um 36° Grad liegen und die Dauer ca. 15 Minuten betragen. Regelmäßiges Baden im Entschlackungsbad fördert die Elastizität der Haut und regt die Stoffwechselaktivität des Körpers an, so daß Gift- und Schlackenstoffe vermehrt ausgeschieden werden. Sie fühlen sich nach einem Entschlackungsbad erholt und erfrischt. Wir haben die Erfahrung gemacht, daß bei den ersten Entschlackungsbädern oft ein Gefühl von Müdigkeit durch die erhöhte Stoffwechselaktivität aufkommt. Dieses Symptom legt sich aber meist nach drei Badesitzungen, denn dann hat sich der Körper meist schon eines großen Teils seiner Schlackenstoffe „entledigt".

Körperpackung bei Cellulitis

30 g	Schlamm aus dem Toten Meer
2 Msp.	Grüner Tee
30 Tr.	eth. Öl Zitrone (Citrus limon)
5 Tr.	eth. Öl Lorbeer (Laurus nobiles)
10 Tr.	Alpha-Bisabolol
5 Tr.	Vitamin E natürlich
2 Eßl.	Salz aus dem Toten Meer
1	geöffnete Carnitinkapsel (Inhalt)
1/2	Algentablette (zerstoßen)

Wirkstoffe in den Schlamm mischen. Tragen Sie den angereicherten Schlamm etwa messerdick auf die gereinigte, abgetrocknete Haut auf.

Umwickeln Sie nun die Körperstellen zum Beispiel Oberschenkel und Hüfte mit einer Frischhaltefolie.

Da die Packung mindestens 20 Minuten auf der Haut verbleiben soll, legen Sie sich am besten entspannt auf eine bequeme Unterlage. Achtung! Unterlage durch ein Handtuch vor dem

Schlamm schützen. Um die Wirkung der Packung durch Wärme zu intensivieren, halten Sie sich z.B. mit einer Decke warm. Nach der Einwirkzeit erst die groben Teile der Packung mit einem Tuch vom Körper entfernen und anschließend normal reinigen.

Der Weg zum Erfolg heißt konsequent sein!

Daher:

1. Tägliches eincremen mit der Bodycreme.
2. Tägliche Anwendung des Zwei Phasen Massageöls A und B bei akuter Cellulitis. Später können Sie dazu übergehen, die Massageöle einmal wöchentlich anzuwenden.
3. Einmal wöchentlich ein Entschlackungsbad.
4. Nach dem Bad das Cellulitispeeling anwenden.
5. Einmal in der Woche die Cellulitispackung auftragen.

   Wenn es Ihre Zeit zuläßt unterstützen Sie neben der Massage Ihre Haut zusätzlich durch eine Zupfmassage. Hier wird eine Hautfalle zwischen Daumen und Zeigefinger genommen und kurz leicht angehoben (es darf nicht schmerzen!) und wieder fallen gelassen. Dieses wiederholen Sie, bis Sie den ganzen „Cellulitisbereich" durchgezupft haben. Ruhig mehrmals hintereinander wiederholen.

Halten Sie durch! So werden Sie schon nach kurzer Zeit durch eine Abnahme des Körperumfanges, gleichmäßige Haut-silhouette und straffes Gewebe belohnt.

Was kann noch unterstützend zu den kosmetischen Anwendungen bei Cellulitis getan werden:

- Gönnen Sie Ihrer Haut täglich eine Trockenbürsten-Massage.
- Machen Sie kalt/warme Wechselduschen.
- Trinken Sie viel! Vor allem Getränke mit viel Kalzium, Vitamin C und Multimineralstoffen. Oft werden hier schon fertige Mineralmischungen z.B. in Pulverform angeboten. Aber auch Tomatensaft, Kräutertees wie Grüner Tee, Birke oder Brennessel können wir empfehlen.
- Ernähren Sie sich ballaststoffreich.
- Bewegen Sie sich viel, z.B. durch lange Spaziergänge, Fahrradfahren, Gymnastik usw.
- Reduzieren Sie gegebenenfalls Ihr Gewicht
- Essen Sie wenig Fleisch und wenn dann Geflügel oder Fisch.
- Quark sollte auch auf Ihrem Speiseplan stehen, genauso wie probiotische Joghurtkulturen.
- Essen Sie viel Ananas, Kiwi, Paprika und Spargel.

Auf das sollten Sie bei Cellulitis verzichten:

- Verzichten Sie auf Süßigkeiten.
- Wenig Bewegung (vor allem lange sitzende Tätigkeiten).
- Bereiten Sie keine fetten Speisen zu und achten Sie auf versteckte Fette (z.B. in Wurst).
- Kaffee
- Zigaretten
- Alkohol
- Zuviel Salz
- Enge Beinkleidung
- Hohe Schuhe

Aufgaben der Cellulitisprodukte
- Förderung der Durchblutung
- Anregung des lymphatischen Systems
- Lockerung und Ausscheidung von Fettdepots und Wasser in der Unterhaut
- Anregung der Zellregeneration
- Straffung der Haut
- Erhöhung der Stoffwechselaktivität
- Glätten von Vertiefungen und Wölbungen
- Erzielung deutlich festerer Körperkonturen

Schuppenflechte / Psoriasis vulgaris

Im Volksmund ist die Hautkrankheit Psoriasis eher als Schuppenflechte bekannt. Abgeleitet wird der Name Psoriasis von dem griechischen Wort PSAO was übersetzt heißt ICH KRATZE. Er wird aber auch oft als Krätze übersetzt, obwohl diese Hautkrankheit nichts mit der uns bekannten Krätze zu tun hat.

Genau wie bei der Hautkrankheit Neurodermitis, ist der wohl unangenehmste Teil der Schuppenflechte der Juckreiz und das optische Erscheinungsbild.

Man schätzt, daß rund 2-3% der Bevölkerung unter einer Schuppenflechte leiden.

Genau wie bei der Neurodermitis sind auch hier nicht alle Ursachen erforscht. Im Laufe der Studien zur Schuppenflechte wurde festgestellt, daß diese Hautkrankheit auf jeden Fall vererblich ist. Was leider aber nicht bedeutet, daß es nicht auch Personen treffen kann, deren Eltern keine Schuppenflechte hatten.

Die Krankheit muß aber nicht auf jeden Fall ausbrechen wenn Schuppenflechte schon in der Familie vorkommt. Es kann sein, daß die Veranlagung dazu ruhend im Körper vorliegt und erst durch verschiedene, innerliche oder äußerliche Faktoren zum Ausbruch kommen kann.

Zum Thema Kratzen und Juckreiz lesen Sie bitte im Kapitel Neurodermitis nach, was wirkungsvoll gegen den Juckreiz getan werden kann.

Auslösende Faktoren können sein: Streß, erhöhter Alkoholkonsum, Medikamente, falsche Anwendung von Körperpflegeprodukten die zu einer Schädigung der Hautbalance führen, Stoffwechselstörungen, Infektionen, hormonelle Schwankungen, Quetschungen, Hautverletzungen, uvm.

Obwohl man sich nicht sicher ist, was der eigentliche Auslöser für diese Hautkrankheit ist, so hat man doch festgestellt, daß bei allen psoriatischen Hautveränderungen ein erhöhter Anteil von entzündungsfördernden Eiweißen vorliegt.

Der erhöhte Anteil von entzündungsfördernden Eiweißen und ein beschleunigtes Zellwachstum sorgen für die typische Erscheinungsform der Schuppenflechte.

In einem normalen Stoffwechsel gelangen die Zellen der obersten Hautschicht innerhalb von etwa 27-28 Tagen an die Hautoberfläche und schuppen sich dort ab.

Bei der Schuppenflechte verkürzt sich dieser Prozeß auf etwa 5-6 Tage. Dieses hat zur Folge, daß an der Hautoberfläche die Hautschuppen nun um etwa das 5-fache schneller auftreten und so für das typische Erscheinungsbild der Schuppenflechte sorgen.

Gleichzeitig wird durch den erhöhten Anteil an entzündungs-
förderndem Eiweiß in der Lederhaut eine Entzündungsreaktion
ausgelöst und es kommt zu den typischen Hautrötungen unter
den Schuppen.

Typische Merkmale für die Schuppenflechte:

- es ist eine scharfe Begrenzung des schuppenden Bereiches zu
  erkennen. In kleinen und in größeren zusammenhängenden
  Schuppenflechtenbereichen.
- meistens sind diese Bereiche besonders gut durchblutet und
  zeigen so einen geröteten Hautzustand.
- direkt um den scharf abgegrenzten roten Bereich ist ein etwas hellerer, schlechter durchbluteter Bereich zu erkennen.
  Dieser hebt sich weiß vom roten Schuppenring ab.
- die Schuppen sind meist trocken und glänzen silbrig
- oftmals ist parallel zu der Hauterscheinung zu beobachten,
  daß Psoriatiker unter Gelenkschmerzen leiden.
- es gibt auch Erscheinungsformen, bei denen erst die Gelenkschmerzen auftreten und erst später die typische Schuppen-
  flechtenbildung optisch zu erkennen ist. Oft wird darum
  zuerst irrtümlich Rheuma oder Arthritis diagnostiziert.
- oftmals kommt es auch zu eitriger Pustelbildung, rötlichen
  Knötchen und ekzemartigen Entzündungen, da die dünne
  Haut an den schuppigen Stellen besonders anfällig gegenüber
  Bakterien, Schmutz, Dreck und Keimen ist.
- oftmals tritt an den abgeheilten Hautstellen eine leichte
  Depigmentierung (die Haut ist etwas aufgehellt) auf.

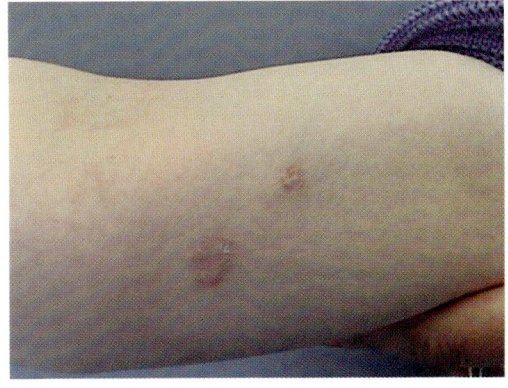 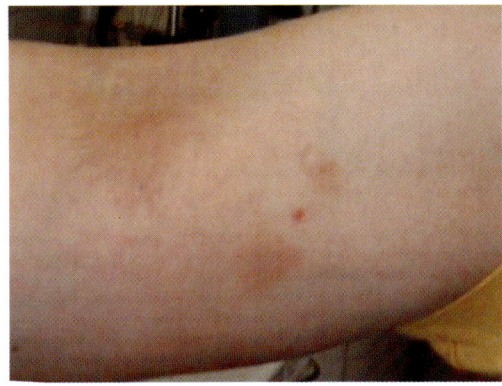

**Innenseite des Oberarms mit zwei typischen, run-
den Schuppenflechtenstellen. Im extrem trockenen
Zustand, trotz Pflege.**

**Derselbe Oberarm nach 10 Tagen mit selbstge-
machten Pflegeprodukten. Ein deutliches Abklingen
ist zu erkennen.**

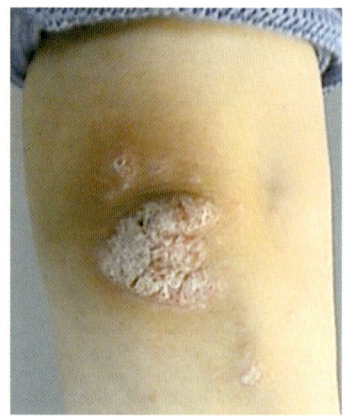 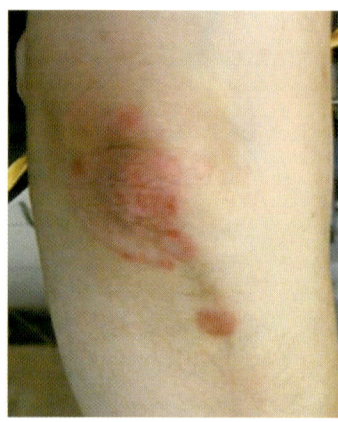

Abb. links:
Ellenbogen mit ausgeprägter Schuppenflechte. Deutlich ist die dicke Schuppenschicht zu erkennen.

Abb. rechts:
Derselbe Ellenbogen nach 10 Tagen Pflege mit selbstgemachten Pflegeprodukten. Deutlich sieht man die Verbesserung des Hautbildes.

Die Schuppenflechtenherde können an den verschiedensten Stellen wie:

- Handinnenseiten
- Handoberflächen
- Fingern und Nägeln
- Bauch und Rückenpartie

- Armen
- Kopf und Kopfhaut
- Beinen / Füßen

auftreten.

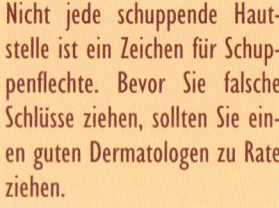

Nicht jede schuppende Hautstelle ist ein Zeichen für Schuppenflechte. Bevor Sie falsche Schlüsse ziehen, sollten Sie einen guten Dermatologen zu Rate ziehen.

Theoretisch kann die Schuppenflechte an der gesamten Hautoberfläche zum Ausbruch kommen. Die Schuppenflechtenherde weisen auch die unterschiedlichsten Größen auf. Diese reichen von Stecknadelkopfgröße bis hin zu Handtellergröße. In Extremfällen sogar darüber hinaus.

Im Gegensatz zur Neurodermitis kann die Schuppenflechte nur einmalig auftreten, aber auch chronisch werden. Es gibt einige Mittel auf dem Markt, die als sogenannte Wundermittel gelten, denn durch diese Produkte verschwand angeblich nach der Anwendung die Schuppenflechte. Dieses ist aber sicher nicht alleine auf die Produkte zurückzuführen, sondern eher auf die Tatsache, daß es sich hier bei der behandelten Schuppenflechte nur um einen einmaligen Schuppenflechtenausbruch gehandelt hat.

Ganz gleich um welche Art der Schuppenflechte es sich handelt, die Haut ist in ihrer Schutzfunktion gestört und verliert nun vermehrt Flüssigkeit. Es ist Keimen und Bakterien nun ein leichtes durch den gestörten Schutzmantel in die Haut einzudringen und so Entzündungen und Hautreizungen auszulösen.

Wir möchten Ihnen hier ein Pflegeprogramm vorstellen, daß sowohl bei der „einmaligen Schuppenflechte" hilft, aber auch für eine Verbesserung des Hautbildes bei einer chronischen

Schuppenflechte sorgt und gleichzeitig die Haut in Ihrer Schutzfunktion stärkt.

Die Pflegeprodukte sollen helfen:

- der Haut Fett und Feuchtigkeit zuzuführen
- die Haut in ihrer Eigenschutzfunktion zu stärken, um Infektionen zu vermeiden
- wieder für mehr Geschmeidigkeit und Elastizität zu sorgen, um Risse zu vermeiden
- das Abstoßen alter Hautschuppen zu erleichtern, um so den Juckreiz zu nehmen und das Hautbild zu verbessern.

Pflegeprodukte bei Schuppenflechte für Gesicht und Körper

Reinigungsprodukte

Pflegendes Waschgel

50 ml	Wasser
½ Meßl.	Xanthan
5 ml	Glycerin
10 ml	Betain
1 Meßl.	Sanfteen
10 Tr.	D-Panthenol 75%
20 Tr.	Meristemextrakt
14 Tr.	Paraben K

Wasser mit dem Xanthan andicken, Sanfteen in Betain vorlösen und anschließend mit den anderen Komponenten vermischen.

Pflegende Waschlotion

Fettphase:

20 ml	Sojaöl
6 g	Confonder
8 g	Shea-Butter
4 g	Cetylalkohol
3 Msp.	Xanthan

Geben Sie auf die gesamte Fettphase 120-140 ml Wasser.

Wirkstoffe und Zusätze:

5 Meßl.	Betain
½ Meßl.	D-Panthenol 75%
2 Msp.	Allantoin
22 Tr.	Paraben K

Stellen Sie die Waschlotion wie eine Creme her, rühren diese aber erst fast kalt, bevor Sie den letzten Rohstoff Betain langsam einarbeiten.

> Zur Reinigung der Haut können Sie auch die rückfettende Öldusche aus den Neurodermitis Pflegeprodukten verwenden.

Hautpflegecremes

Aufbaucreme für den Tag

Fettphase:

6 g	Confonder
20 ml	Macadamianuß-Öl
6 g	Shea-Butter
4 g	Cetylalkohol

Auf die gesamte Fettphase kommen 65 ml Wasser.

Zusatz- und Wirkstoffe für 100 ml fertige Creme:

10 Tr.	Aloe-vera 10-fach
1 Meßl.	D-Panthenol 75%
1 Msp.	Harnstoff
½ Meßl.	Vitamin E natürlich
1 Msp.	Grüner Tee
1 Msp.	Allantoin
10 Tr.	Vitamin A Fluid HT
20 Tr.	Paraben K

Die Haltbarkeit beträgt ca. 5-6 Monate.

Pflegecreme für den Tag

für mehr Geschmeidigkeit und Elastizität

Fettphase:

20 g	Tegomuls
5 g	Shea-Butter
5 g	Ceralan
30 ml	Neutralöl
10 g	Eucerin
40 ml	Kokosöl oder Monoï Tiarè

10 g Fettphase mit 20-40 ml Wasser vermischen.
Verhältnis 1:2 bis 1:4.

Zusatz- und Wirkstoffe für 30 g fertige Creme:

4 Tr.	Vitamin E natürlich
5 Tr.	D-Panthenol 75%
9 Tr.	Algenöl
6 Tr.	Paraben K

Meersalz-Harnstoffcreme

50 g	Cremaba HT
5 g	Salz aus dem Toten Meer
2 g	Harnstoff
15 Tr.	Paraben K
5 ml	D-Panthenol 75%
3 ml	Aloe-vera 10-fach
5 ml	Borretschöl

Die Creme fördert die Entschuppung, spendet nachhaltig Feuchtigkeit und fördert die Regeneration.

Pflegecreme, mit Sanddornöl

50 g	Cremaba HT
1 Msp.	Harnstoff
5 Tr.	Alpha-Bisabolol
10 Tr.	Vitamin E Fluid HT
10 Tr.	Sanddornöl
20 Tr.	Aloe-vera 10-fach
12 Tr.	Paraben K

Einfach alle Zutaten kalt miteinander vermischen. Harnstoff vorlösen.

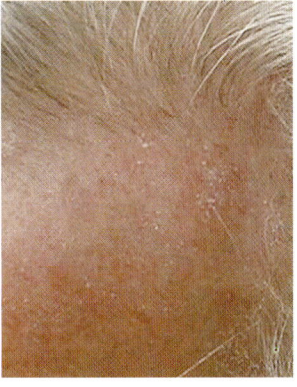

Abklingende Schuppenflechte, die bis zur Kopfhaut ging.

Aufbaucreme für die Nacht

Fettphase:

10 ml	Borretschöl
5 ml	Johanniskrautöl
10 ml	Macadamianuß-Öl
1 g	Kakaobutter
5 g	Cetylalkohol
6 g	Confonder

Auf die gesamte Fettphase kommen 65 ml Wasser.
Zusatz- und Wirkstoffe für 100 ml fertige Creme:

1 Msp.	Grüner Tee
20 Tr.	D-Panthenol 75%
10 Tr.	Seidenproteine
1/2 Meßl.	Elastinpulver P
10 Tr.	Sanddornöl
20 Tr.	Paraben K

Die Creme hat eine Haltbarkeit von ca. 5-6 Monaten. Tragen Sie diese ruhig großzügig über Nacht auf.

Regenerations-Creme

Fettphase:

15 g	Emulsan
2 g	Cetylalkohol
5 g	Kakaobutter
10 g	Shea-Butter
25 ml	Weizenkeimöl

Auf die gesamte Fettphase kommen 120-130 ml Wasser.
Für ca. 170 ml fertige Creme geben Sie folgende Zusatz- und Wirkstoffe hinzu:

20 Tr.	D-Panthenol 75%
2 Msp.	Allantoin
4 Msp.	Grüner Tee
24 Tr.	Paraben K
1 Meßl.	Lipoderminkonzentrat

Körperlotionen

Regenerations-Bodylotion

Fettphase:

8 g	Confonder
20 ml	Macadamianuß-Öl
1 g	Cetylalkohol
10 g	Shea-Butter

Auf die gesamte Fettphase kommen 140 ml Wasser und 10 ml Echinacea Preßsaft

Zusatz- und Wirkstoffe für ca. 190 ml Bodylotion:

30 Tr.	D-Panthenol 75%
1 ml	Algenöl
1 Msp.	Hyaluronsäure
1 ml	Klettenwurzelöl
3 ml	Vitamin E natürlich
36 Tr.	Paraben K
1 Meßl.	Fluidlecithin CM oder Super

Für eine schöne Emulsion schütteln Sie die abgefüllte Bodylotion in der Flasche noch einmal gut durch.

Wie stelle ich mir eine größere Portion Creme oder Bodylotion her?

Vergrößern Sie einfach die Mengen im gleichen Verhältnis.

Beispiel:

Angegebene Rezeptmenge war 10 g Fettphase zu 20 ml Wasser = 30 g Creme = 1:2

Sie ändern die Mengen auf 30 g Fettphase zu 60 ml Wasser = 90 g Creme = 1:2

Sie ändern die Mengen auf 50 g Fettphase zu 100 ml Wasser = 150 g Creme = 1:2

Das Verhältnis 1:2 oder 1:4 muß immer gleich bleiben. Vergrößern Sie die Mengen immer auf beiden Seiten anteilig.

Bodylotion mit Schwarzkümmelöl

100 ml	Cremaba HT
5 ml	Schwarzkümmelöl
20 Tr.	Propolis-Tinktur
3 Tr.	eth. Öl Manuka
10 ml	Aloe-vera Gel
30 ml	Wasser oder Orangenblütenwasser
25 Tr.	Paraben K

Was heißt Verhältnis 1:1 bzw. 1:4 bei der Herstellung einer Creme?

Beispiele:

10 g Fettphase mit 10 ml Wasser mischen = 1:1 = 1 Teil Fettphase zu 1 Teil Wasser.

10 g Fettphase mit 20 ml Wasser mischen = 1:2 = 1 Teil Fettphase zu 2 Teilen Wasser.

10 g Fettphase mit 40 ml Wasser mischen = 1:4 = 1 Teil Fettphase zu 4 Teilen Wasser.

Care-Bodylotion

Fettphase:

30 ml	Avocadoöl oder Hagebuttenkernöl
40 ml	Jojobaöl
8 g	Ceralan
20 g	Tegomuls
10 g	Shea-Butter
10 g	Eucerin

20 g Fettphase 40-80 ml Wasser vermischen.

Bei einem Verhältnis von 1:2 erhalten Sie eine Creme. Bei einem Verhältnis von 1:3 bis 1:4 eine Bodylotion.

Zusatz- und Wirkstoffe für ca. 60 ml fertige Creme:

5 Tr.	D-Panthenol 75%
4 Tr.	Zi Cao
3 Tr.	Da Zao
8 Tr.	Alpha-Bisabolol
12 Tr.	Paraben K

Achtung! Diese Lotion muß bis zur Handwärme durchgängig gerührt werden und erst dann können Sie die Zusatz- und Wirkstoffe nach und nach einarbeiten. Lassen Sie sich nicht täuschen wenn diese Lotion zwischendurch aussieht als ob sie geronnen wäre. Es ist eine kompakte Körperlotion.

Zusatzpflegeprodukte

Schutzcreme, z.B. vor kalten Witterungsbedingungen

Fettphase:

12 g	Emulsan
10 g	Bienenwachs
10 g	Shea-Butter
50 ml	Mandelöl
20 ml	Schwarzkümmelöl

50 g Fettphase + 3 g Eucerin, 1 Meßl. Vitamin E natürlich und 60 ml Wasser.

Zusätze für ca. 100 ml fertige Schutzcreme:

2 Meßl.	D-Panthenol 75%
1 ml	Glycerin
20 Tr.	Klettenwurzelöl
12 Tr.	Alpha-Bisabolol
20 Tr.	Paraben K

Rühren Sie diese Creme durchgängig kalt und geben dann wie gewohnt bei Handwärme die Zusatzstoffe hinzu.

Pflegende Fettcreme

50 ml	Eucerin
½ Meßl.	Vitamin E natürlich
20 Tr.	D-Panthenol 75%
3 ml	Nachtkerzenöl
4 Msp.	Harnstoff
20 Tr.	Aloe-vera 10-fach

Harnstoff in Aloe-vera vorlösen, dann alles kalt miteinander vermischen. Eine schöne Schutzcreme, die die Haut sowohl mit Fett als auch mit Feuchtigkeit versorgt.

Aufbau-Maske feuchtigkeitsspendend und regenerierend

90 ml	Rosenwasser
10 ml	Aloe-vera Gel
1 Meßl.	Gelbildner oder Xanthan
1 Eßl.	Haferkleie
20 Tr.	D-Panthenol 75%
5 Tr.	Zi Cao
1 ml	Vitamin E natürlich
½ Meßl.	Fluidlecithin CM
1 Meßl.	Elastinpulver P
24 Tr.	Paraben K

Wasser, Elastinpulver und Aloe-vera mischen und mit dem Gelbildner andicken. Fluidlecithin mit Zi Cao, Vitamin E und Carotinöl mischen und in das angedickte Wasser, Aloe-vera Gemisch geben. Anschließend die restlichen Substanzen einarbeiten. Haltbarkeit ca. 5 Monate. Die Maske sollte mindestens 10 Minuten auf der Haut verbleiben.

Feuchtigkeitsmaske

100 ml	Rosenwasser
1-1½ Meßl.	Gelbildner
2 Meßl.	Aloe-vera 10-fach
2 Meßl.	Elastinpulver P
20 Tr.	Fibrostimulin P
3 Msp.	Allantoin
10 Tr.	Zi Cao
24 Tr.	Paraben K

> Machen Sie regelmäßig eine Ganzkörperwaschung mit Apfelessig. Das stärkt und schützt die Haut und fördert die Abwehrkräfte. Hierzu 1 Tasse Apfelessig auf ca. 3 Liter Wasser geben. Mit dem Apfelessigwasser nun den ganzen Körper abreiben.

Fettspendende Maske für mehr Elastizität und Geschmeidigkeit

50 g	Cremaba HT
3 ml	Johanniskrautöl
8 Tr.	Sanddornöl
3 ml	Kokosöl
3 Tr.	Carotinöl
20 Tr.	Vitamin E Acetat
12 Tr.	Paraben K

Vermischen Sie alle Pflegekomponenten kalt miteinander.

Abwehrkräfte-förderndes-Gel

(Zum Auftragen auf akute Schuppenflechtenstellen, zur Vorbeugung von Infektionen)

100 ml	Hamameliswasser
1 ½ Meßl.	Xanthan
1 ml	Apfelessig
3 Stück	Meersalzkristalle (in Wasser vorlösen)
1 Msp.	Harnstoff (in Wasser vorlösen)
30 Tr.	D-Panthenol 75%
3 Msp.	Grüner Tee
20 Tr.	Meristemextrakt
2 Tr.	eth. Öl Oregano

> Zur Stärkung des Abwehrsystems sollten Sie täglich 2 Eßlöffel Apfelessig auf ca. 200 ml lauwarmes Wasser mit 1-2 Teelöffel Honig zu sich nehmen.

Schuppenlösende Tinktur

50 ml	Wasser
3 Meßl.	Salz aus dem Toten Meer
3 Msp.	Harnstoff
2 Msp.	Allantoin

Salz, Allantoin und Harnstoff im Wasser lösen und ca. 15 Minuten vor der Reinigung auf stark verschuppte Stellen, z.B. mit einer Pipette oder einem Wattebausch großzügig auftragen. Wiederholen Sie diesen Vorgang mindestens dreimal in den 15 Minuten. Anschließend wie gewohnt reinigen. Durch das Ablösen der Schuppen wird es den Wirkstoffen besser ermöglicht, in die Haut einzudringen und die pflegende Wirkung zu entfalten.

> Tragen Sie die schuppenlösende Tinktur einmal vor einem Sonnenbad auf, Sie werden positiv überrascht sein. Die Sonnenstrahlung bzw. Sonnenbankbestrahlung sorgt in Kombination mit dem Salz aus dem Toten Meer dafür, daß die Schuppenbildung reduziert wird.

UV-Gel

Gel für Sonnenbäder oder für den Besuch von Sonnenbänken

(Dieses Gel unterstützt die positive Wirkung der UV-Bestrahlung, beinhaltet aber keinen Sonnenschutzfilter)

100 ml	Rosenwasser
1-1½ Meßl.	Gelbildner oder Xanthan
2 Msp.	Grüner Tee
30 Tr.	Hamamelisextrakt
15 Tr.	Meristemextrakt
20 Tr.	Paraben K

Wasser mit dem Gelbildner/Xanthan andicken und etwas quellen lassen, Grünen Tee dazugeben und glatt rühren. Anschließend die restlichen Wirkstoffe einarbeiten. Das Gel hält sich ca. 6 Monate.

> Besuchen Sie ruhig öfter mal ein Sonnenstudio. Die UV-Strahlung wirkt positiv auf Ihre Schuppenflechte. Achten Sie aber darauf, daß Sie sehr behutsam anfangen! Auf keinen Fall einen Sonnenbrand riskieren.

Bäder

Harnstoff-Bad

80	ml	Mandelöl oder Neutralöl
20	ml	Fluidlecithin CM
5	Msp.	Harnstoff
2	ml	Aloe-vera 10-fach
20	Tr.	Paraben K
2	ml	Vitamin E natürlich
5	Msp.	Grüner Tee

Harnstoff und Grünen Tee in Aloe-vera lösen und in das Fluidlecithin CM geben. Anschließend alle anderen Rohstoffe hinzugeben und gut vermischen. Pro Vollbad werden ca. 30-40 ml benötigt, die Badedauer sollte ca. 20 Minuten. betragen. Das Harnstoff-Bad hält sich ca. 5 Monate und ist etwas dickflüssig und leicht weißlich. Sollte sich nach einiger Zeit die Emulsion einmal entmischen, einfach vor Gebrauch aufschütteln.

Bäder mit Salz aus dem Toten Meer

Kräuter-Wohlfühlbad

400 ml	Wasser
4 Eßl.	Kräutertee
8 Eßl.	Salz aus dem Toten Meer

Kräuter mit kochendem Wasser übergießen und mindestens 10 Minuten abgedeckt ziehen lassen. Abfiltern und Salz aus dem Toten Meer dazugeben. Nur direkt vor einem Bad herstellen und sofort verbrauchen.

Schuppenlösendes-Bad, mit beruhigender Wirkung

500 g	Salz aus dem Toten Meer
5 Tr.	eth. Öl Lavendel
20 Tr.	Hamamelisextrakt
10 Tr.	Calendulaextrakt

Schuppenlösendes-Bad, belebend für die Sinne

500 g	Salz aus dem Toten Meer
3 Tr.	eth. Öl Manuka
10 ml	Echinacea Preßsaft

Schuppenlösendes-Bad, zur Entspannung der Muskulatur

500 g	Salz aus dem Toten Meer
3 Tr.	eth. Öl Salbei
2 Tr.	eth. Öl Wacholder
10 Tr.	Calendulaextrakt

Bei den Bädern mit Salz aus dem Toten Meer alle Zutaten erst direkt vor dem Bad miteinander vermischen. Die Mischung (ca. 500 g) reicht für ein Vollbad.

Ein Warmwasservollbad wirkt juckreizstillend, beruhigend, glättet die Haut und entfernt sanft Cremereste und sorgt dafür, daß sich der Psoriatiker wieder wohl in seiner Haut fühlt. Die Wirk- und Nährstoffe der Pflegeprodukte können besser aufgenommen werden.

Sollten Sie unter Juckreiz leiden, so können Sie auf die Rezepte im Kapitel Neurodermitis zurückgreifen.

Tips und Tricks bei Schuppenflechte

Was ist positiv bei Schuppenflechte

- ein kurzes Bad in der Sonne (Vorsicht Sonnenbrand kann wieder Schübe auslösen!)
- Meersalz. Beim Meersalz spielen unter anderem der Kalium- und Magnesium-Anteil eine Rolle.
  Diese Stoffe sind in der Lage, gezielt Kationen in die Haut einzuschleusen und dort freizusetzen.
  Hierdurch wird der Stoffwechsel begünstigt, was zu einem schnelleren Abheilen entzündlicher Hautveränderungen führen kann. Des weiteren wirken sich Vitamin E, Vitamin D und Harnstoff positiv auf den Zellstoffwechsel aus.
- pflegen Sie die Schuppenflechtenherde immer mit ausreichend Fett und Feuchtigkeit
- regelmäßige, körperliche Bewegung, zum Beispiel durch Sport
- luftige, nicht zu eng anliegende Kleidung, die nicht auf der Haut scheuert
- eine gesunde, ausgewogene Ernährung.

Was ist negativ bei Schuppenflechte

- vermeiden Sie Hautverletzungen
- vermeiden Sie längere, mechanische Belastungen Ihrer Haut.
- meiden Sie Streßfaktoren
- verzichten Sie auf Nikotin und Alkohol, einige Ernährungswissenschaftler warnen auch vor einem Verzehr von Chili, Peperoni und scharfen Gewürzen.
- sollten schon ihre Eltern oder ein Elternteil unter Schuppenflechte leiden, so sollten Sie, wenn möglich, auf die Einnahme von einigen Medikamentenarten verzichten. Die Forschung hat festgestellt, daß zum Beispiel bestimmte Herz-Kreislauf-Medikamente wie Betablocker oder Clondin, ACE-Hemmer, Chindin, aber auch Malariamittel und andere Medikamente sich auf einen Ausbruch von Schuppenflechte förderlich auswirken.
- auch kleine Schuppenflechtenherde sollten sorgfältig gepflegt werden, denn diese können bei Vernachlässigung zu einem großflächigen Ausbruch führen.
- kalte Temperaturen, wenn die Haut nicht ausreichend geschützt ist

Machen Sie mal eine dreiwöchige Kur mit Borretschöl. Essen Sie hierfür 4-mal täglich 10 Tropfen Borretschöl, zum Beispiel auf einem Stück Vollkornbrot. Da Borretschöl reich an Gamma-Linolensäuren ist, sorgt diese Kur bei einem extrem trockenen Hautbild für mehr Spannkraft, Geschmeidigkeit und eine bessere Zellregeneration.

Da es sich bei Psoriasis um keine Allergie handelt, muß bei diesem Krankheitsbild im Gegensatz zur Neurodermitis auch nicht die Nahrung umgestellt werden. Dennoch sollten Sie sich vitamin- und mineralreich ernähren.

Kleidung sollten Sie unter den gleichen Bedingungen kaufen wie bei Neurodermitis. Lesen Sie dazu im Kapitel Neurodermitis nach.

Neurodermitis

Was ist Neurodermitis ?

Neurodermitis wird heute als eine Fehlfunktion des Immunsystems bezeichnet. Die Haut reagiert auf diesen Fehler mit Rötungen, Juckreiz und Ekzemen, es bilden sich Schuppen, die sowohl hauteben als auch hauterhebend sein können.

Neurodermitis ist unter den unterschiedlichsten Namen bekannt bzw. wird mit unterschiedlichen Namen bezeichnet, wie zum Beispiel: atopische Dermatitis (AD), Neurodermitis atopica oder auch ganz einfach nur als endogenes Ekzem.

Glaubt man den Statistiken, so leiden alleine in Deutschland zwischen 4-5 Millionen Menschen unter Neurodermitis.

Die Ursachen für Neurodermitis werden uns schon in die Wiege gelegt und sind genetisch bedingt.

Man vermutet heute, der „Fehler" liegt darin, daß der Körper zu viel Immunglobulin E produziert. Auch wird vermutet, daß besonders die Gene 5 und 11 für diese Anomalie des Hautbildes verantwortlich sind.

Das hat zur Folge, daß der Organismus eher dazu bereit ist, auf äußerliche und innerliche Faktoren mit einer verstärkten allergischen Reaktion zu reagieren.

Oftmals liegt die Vererbung latent ruhend im Körper, kann aber durch äußerliche Einflüsse wie eine Allergie, falsche Körperpflege, Schadstoffe in der Luft, Streß, falsche Nahrung, Hitze, psychische Überanstrengung oder Probleme, schlechte Klimabedingungen wie zum Beispiel der Aufenthalt in zu überhitzten, trockenen Räumen uvm. dazu führen, daß die bisher ruhig im Körper schlummernde „Schwäche" nun äußerlich in Erscheinung tritt.

Dennoch kann niemand heute mit Sicherheit sagen, was der eigentliche Auslöser für Neurodermitis ist.

Man vermutet eher, daß verschiedene Faktoren für Neurodermitis verantwortlich sind.

Meist werden die ersten Neurodermitisschübe nicht als solche erkannt und als „normale" Ekzeme oder Allergien „abgetan". Sie äußern sich vor allem durch juckende und nässende Ekzeme. Nach diesen ersten sichtbaren Zeichen einer Neurodermitis ist die Haut nun leider für die restliche Zeit des Lebens besonders anfällig gegenüber negativen äußeren Einflüssen und muß sehr sorgfältig gepflegt werden. Neurodermitis ist zwar chronisch, dies muß aber nicht heißen, daß man sich von nun an damit „abfinden" muß. Es gibt zahlreiche Maßnahmen, die Linderung verschaffen oder sogar Neurodermitisschübe verhindern.

Man hat festgestellt, daß diesem Hauttyp vor allem neben Fett besonders feuchtigkeitsspendende Stoffe wie Hyaluronsäure und Harnstoff fehlen. Der Harnstoff fehlt im Gegensatz zu einer gesunden Haut bei einem Neurodermitiker bis zu 70 %, das heißt die Feuchtigkeitsbindung ist in der Hornschicht sehr gering, daher ist das Hautbild meist extrem trocken.

Eine weitere wichtige Feststellung war, daß den meisten Neurodermitikern auch Gamma-Linolensäuren fehlen. Dieses ist bedingt durch ein fehlendes Enzym bei Neurodermitikern, welches aus Linolsäure die Gamma-Linolensäure bildet. Gerade die Gamma-Linolensäuren sind ein wichtiger Bestandteil beim Aufbau der Hautzellen.

Ist Neurodermitis von einem Dermatologen festgestellt worden, so heißt es ab sofort dafür zu sorgen, daß die Haut nicht mehr austrocknet, um unnötige Risse und Juckreiz zu vermeiden. Denn der Juckreiz gehört wohl zu den unangenehmsten Erscheinungen der Neurodermitis.

Gehen Sie gegen den Juckreiz an !

Nehmen Sie den Juckreiz als solchen speziell wahr. Wenn Sie sich des Juckreizes BEWUSST sind, dann können Sie auch etwas gegen ihn unternehmen! Oftmals geschieht das Kratzen der Haut aus dem Unterbewußtsein heraus - lassen Sie das nicht zu. Als eine wirkungsvolle Methode hat sich nach dem Wahrnehmen des Juckreizes eine bewußte Entscheidung gegen das Kratzen in Verbindung mit einer Ablenkung (hier müssen Sie selbst wählen, was Sie in solch einem Fall am meisten beschäftigen kann - bei einer Bekannten ist es zum Beispiel Putzen), sowie durch Auftragen eines juckreizstillenden Gels, bzw. Umschläge bewährt.

Weitere Maßnahmen als Kratzalternative sind: Klopfen, kalte oder auch warme Umschläge, Eisbeutel, die juckende Hautstelle unter kaltes Wasser halten. Manchmal hilft auch schon ein sofortiges Eincremen mit einem stark rückfettenden Produkt.

Bedenken Sie bei einer „Juckreizattacke", daß der Reiz auch oft durch subjektive Faktoren ausgelöst werden kann, wie zum Beispiel alleine der Gedanke an einen Juckreiz oder durch die sichtbaren äußerlichen Zeichen wie schuppige Haut.

Machen Sie sich klar, daß Sie, wenn Sie dem Juckreiz nachgeben Ihrer Haut Schäden, wie „blutig kratzen" oder auch Dauerschäden wie Narben, zufügen. Es ist absurd zu denken, daß man dem Juckreiz „beikommt", indem man ihn gegen einen Schmerzreiz austauscht, den man durch das Kratzen auslöst.

Oft wird irrtümlich angenommen, Neurodermitis sei ansteckend. Dies ist nicht der Fall !

73

Ein kleiner Tip ist auch die Nägel immer sehr kurz zu halten, damit, wenn man dennoch einmal im Unterbewußtsein kratzt, keinen so großen Schaden an der Haut verursachen kann. Nachts sollten Sie auch zusätzlich Baumwollhandschuhe tragen wenn Sie unter akutem Juckreiz leiden oder dazu neigen, aus dem Unterbewußtsein heraus zu kratzen.

Neurodermitis erkennt man zum Beispiel an folgenden äußeren Merkmalen:

- Hauptmerkmal der Neurodermitis ist die extrem trockene Haut (Sebostase)
- oftmals starker Juckreiz an den trockenen Hautpartien oder Ekzemen
- oftmals sind kleine Hautrisse zu erkennen
- die am meisten betroffenen Hautstellen sind: Innenseiten der Knie, Ellenbogen, hier vor allem die Gelenkbeugen, Handgelenke, Nacken und Hände.

Pflegeprodukte bei Neurodermitis

Wir stellen Ihnen hier unterschiedliche Rezepte vor, aber nur Sie können aus eigener Erfahrung ermitteln, welches dieser Rezepte ideal für IHRE Haut ist.

Rezepte

I. Vorbeugende Produkte (Präservativprodukte bei Juckreiz)

Kamillentee-Umschläge

ca. 300 ml	Wasser
3 Eßl.	Kamillenblüten
30 Tr.	Meristemextrakt
3 Msp.	Harnstoff
1 Eßl.	Echinacea Preßsaft

Die Blüten wie beim Teeaufguß mit heißem Wasser übergießen und mindestens 20 Minuten ziehen lassen. Abfiltern und mit dem Harnstoff und dem Meristemextrakt vermischen. Der Kamillenansatz läßt sich in einem verschlossenen Gefäß im Kühlschrank gut ein paar Tage aufbewahren und ist so immer griffbereit.

Umschläge mit schwarzem Tee

ca. 300 ml	Wasser
1 Eßl.	Schwarzer nicht aromatisierter Tee
30 Tr.	Meristemextrakt
3 Msp.	Harnstoff

Tip: Viele Neurodermitiker verwenden diese Umschläge auch als Gesichtswasser

Den Tee mit heißem Wasser übergießen und mindestens eine Stunde ziehen lassen. Abfiltern und die restlichen Wirkstoffe hinzugeben. Auch dieser Tee kann ruhig ein paar Tage im Kühlschrank aufbewahrt werden.

Lassen Sie die Umschläge aber nicht länger als eine Stunde auf der Haut, da diese ansonsten durch die Feuchtigkeit zu stark aufquillt. Nach der Anwendung der Umschläge sollten Sie nicht vergessen die Haut sofort wieder nachzufetten.

Juckreizstillendes Gel

120 ml	Wasser
20 g	Niemblätter
1-1½ Meßl.	Xanthan
2 Msp.	Harnstoff
5 ml	Echinacea Preßsaft
5 ml	Meristemextrakt
1 Msp.	Hyaluronsäure
evtl. 24 Tr.	Paraben K

Niemblätter mit heißem Wasser übergießen und mindestens zwei Stunden ziehen lassen. Abfiltern und mit Xanthan andicken. Anschließend die restlichen Substanzen einarbeiten. Das Gel kann auch unter die Nachtcreme auf die Haut aufgebracht werden, um so zusätzlich nachts dem Juckreiz entgegenzuwirken.
Ohne Konservierung beträgt die Haltbarkeit ca. 14 Tage mit 24 Tropfen Paraben K ca. 5-6 Monate.

Juckreizstillendes Augengel - auch bei geschwollenen und schweren, müden Augen.

50 ml	Hamameliswasser oder dest. Wasser oder kaltes abgekochtes Wasser
3 ml	Meristemextrakt
½ Meßl.	Xanthan
15 Tr.	Aloe-vera 10-fach
10 Tr.	Echinacea Preßsaft
1 Msp.	Grüner Tee

Alle Zutaten kalt miteinander vermischen.

II. Rückfettende Reinigungsprodukte:

Sojaöl-Bad - Hautberuhigend

100 ml	Sojaöl
10 ml	Fluidlecithin CM, Super oder Mulsifan
3 ml	Meristemextrakt
5 Tr.	éth. Öl Teebaum oder Manuka

Mischen Sie einfach alle Zutaten kalt miteinander.

Proteinbad - Feuchtigkeitsspendend

100 ml	Mandelöl
10 ml	Fluidlecithin CM, Super oder Mulsifan
5 ml	Seidenproteine
4 Meßl.	Elastinpulver P

Algenbad - erhöht die Elastizität der Haut und spendet Feuchtigkeit

100 ml	Avocadoöl oder 50 ml Neutralöl und 50 ml Avocadoöl
10 ml	Fluidlecithin CM, Super oder Mulsifan
5 ml	Algenöl
1	Algentablette (zerstoßen)

Einige Ölbäder neigen bei längerem stehen dazu, einen leichten Bodensatz zu bilden. Schütteln Sie diese einfach vor Gebrauch gut auf.

Vermischen Sie alle Zutaten des jeweiligen Rezepts kalt miteinander – manche Formulierungen sehen etwas „geronnen/grisselig" aus, dieses ist bedingt durch das Fehlen von synthetischen Emulgatoren, daher immer vor Gebrauch gut schütteln. Für ein Vollbad benötigen Sie zwischen 20 - 50 ml der Mischung. Der Vorteil dieser Ölbäder ist, daß sich im Wasser ein feiner Film bildet, der sich beim Aussteigen wie ein feiner dünner, pflegender Film um die Haut legt und so sofort gegen Austrocknung schützt. Dennoch sollten Sie nicht öfter als einmal pro Woche baden. Bei Neurodermitis ist eher Duschen zu empfehlen.

Fluidlecithine in Bad- und Duschformulierungen hinterlassen leider in der Badewanne oder in der Duschschüssel einen unschönen Fettrand. Dafür pflegen und rückfetten sie sehr gut.

Niempflege Bad

200 ml	Wasser
10 g	Niemblätter
20 ml	Neutralöl
5 ml	Fluidlecithin CM, Super oder Mulsifan
3 Msp.	Grüner Tee
10 Tr.	Sanddornöl

Niemblätter wie einen Tee in 200 ml Wasser ziehen lassen, absieben und mit dem Grünen Tee vermischen. Neutralöl mit Fluidlecithin vermischen und in das Niemwassergemisch rühren. Diese Mischung für ein Vollbad muß direkt vor einem Bad zubereitet werden.

Rückfettende Öldusche

60 ml   Neutralöl
 2 Meßl. Betain oder 1 Meßl. Sanfteen
 3 Meßl. Elastinpulver P
 3 Meßl. Fluidlecithin CM

Betain oder Sanfteen in das Neutralöl mischen und miteinander verrühren. Nun erst das Elastinpulver unterstreuen und unterrühren, zum Schluß das Lecithin dazugeben. Schütteln Sie das Ölbad vor jedem Gebrauch, da sich das Elastinpulver nur in der Schwebe hält und nicht auflöst - daher sind feine Elastinpartikel in der Öldusche zu erkennen.

III. Badeformulierungen mit Salz aus dem Toten Meer

Echinacea Meersalzbad

500 g   Salz aus dem Toten Meer
  5 Tr.   eth. Öl Teebaum
 10 ml   Fluidlecithin CM
 30 ml   Echinacea Preßsaft
 20 ml   Sojaöl

Soja Meersalzbad

500 g   Salz aus dem Toten Meer
 15 ml   Sojaöl
  3 ml   Johanniskrautöl
  2 Meßl. Elastinpulver P
 10 ml   Fluidlecithin CM

Meristem Meersalzbad

500 g   Salz aus dem Toten Meer
  3 ml   Meristemextrakt
  2 ml   Algenöl
  5 ml   Fluidlecithin CM

Manuka Kieselsäure Meersalzbad

500 g   Salz aus dem Toten Meer
  2 Eßl. Kieselsäure
  5 Tr.   eth. Öl Manuka oder Teebaum

Bei diesem Bad müssen Sie die Meersalzmischung, wegen der Kieselsäure, erst zum Schluß ins Bad geben und gut im Badewasser lösen, um eine Klümpchenbildung zu vermeiden.

Gerade Neurodermitiker sollten darauf achten, ihre Produkte nicht mit Keimen und Bakterien zu verunreinigen. Denn gerade die geschwächte Haut des Neurodermitikers ist besonders anfällig. Achten Sie daher immer auf die strikte Einhaltung des Haltbarkeitsdatums und entnehmen Ihre Cremes, falls Sie diese in eine Cremedose gefüllt haben, am besten immer mit einem sauberen Spatel.

Herstellung:

Einfach alle Zutaten bei den jeweiligen Meersalzbädern in einem großen Gefäß direkt vor dem Bad gut miteinander verschütteln. Die Mischung vor dem Einlassen des Wassers in die Wanne geben.

IV. Hautcremes:

Aufbaupflege-Creme mit D-Panthenol

Fettphase:	25 ml	Macadamianuß-Öl
	10 g	Shea-Butter
	4 g	Cetylalkohol
	4 g	Confonder

Auf die gesamte Fettphase kommen ca. 65 ml Wasser

Zusatz- und Wirkstoffe für ca. 100 ml Creme

	2 Meßl.	D-Panthenol 75 %
	30 Tr.	Meristemextrakt
	2 Msp.	Hyaluronsäure

Fett- und Nährcreme I

Fettphase:	25 g	Lamecreme oder 25 g Emulsan + 4 g Cetylalkohol
	30 ml	Borretschöl
	30 ml	Nachtkerzenöl
	20 g	Shea-Butter

15 g Fettphase mit 30-45 ml Wasser mischen. Bei 45 ml Wasser erhält man eine dünnflüssige Lotion.

Zusatz- und Wirkstoffe bei 45 ml fertiger Creme (15 g Fettphase+30 ml Wasser)

	15 Tr.	D-Panthenol 75 %
	30 Tr.	Meristemextrakt
	2 Msp.	Hyaluronsäure
	1 Msp.	Harnstoff
	1 Msp.	Grüner Tee
	½ Meßl.	Vitamin E natürlich
	15 Tr.	Meersalzlösung
evtl.	10 Tr.	Paraben K

Mindestens zweimal täglich auftragen! Auch großzügig vor dem Schlafen gehen auf die Haut geben, um ein nächtliches Austrocknen der Haut zu verhindern.

Ohne Konservierung beträgt die Haltbarkeit ca. 3 Wochen, mit 10 Tropfen Paraben K ca. 6 Monate.

Bei einem starken Neurodermitisschub ist es schon manchmal für die Haut zu viel wenn Sie nach dem Bad mit einem Handtuch in Berührung kommt. Hier ein Tip: Fönen Sie sich mit lauwarmer Luft trocken. Anschließendes Eincremen nach einem Bad NIE vergessen.

Das Salz aus dem Toten Meer läßt sich am einfachsten in gelöster Form verarbeiten. Stellen Sie am besten eine Meersalzlösung her. Herstellung der Meersalzlösung = 30 ml Wasser + 5 g Salz aus dem Toten Meer.

Fett und Nährcreme II (Nachtcreme)

Fettphase: 25 g   Emulsan
        4 g   Cetylalkohol
     60 ml   Macadamianuß-Öl oder Nachtkerzenöl
               oder Borretschöl
     25 g   Shea-Butter
      5 g   Lanolin

20 g Fettphase und 40-60 ml Wasser

Zusatz- und Wirkstoffe für ca. 60 g Creme:
     1 Msp.   Hyaluronsäure
   10 Tr.   Da-Zao
    5 Tr.   Sanddornöl
    2 Msp.   Grüner Tee
    8 Tr.   Paraben K
    5 Tr.   Meersalzlösung
    1 Msp.   Harnstoff

Zuerst macht diese Creme einen etwas dünnflüssigen Eindruck, dickt aber nach kurzer Zeit etwas nach.

Es ist möglich, daß sich - bedingt durch das Meersalz und den Harnstoff- auf der Creme etwas Wasser absetzt. Mischen Sie die Creme dann einmal mit einem Spatel durch.

Wir raten eher zur Konservierung, es sei denn es liegt eine Konservierungsallergie vor. Denn gerade der Neurodermitishaut kann viel Schaden durch verdorbene / verkeimte Körperpflegeprodukte zugefügt werden.

Schutz- und Pflegecreme

Konnten Sie einer Juckreizattacke nicht widerstehen, hier eine Aufbaucreme, welche die gereizte Haut wieder beruhigt und die Hautregeneration beschleunigt. Tragen Sie die Creme dünn unter die Fett- und Nährcreme auf. Diese Creme beugt vor allem etwaigen Entzündungen vor.

     75 g   Cremaba HT
     3 Msp.   Harnstoff
     2 Msp.   Hyaluronsäure
   50 Tr.   Meristemextrakt
   30 Tr.   D-Panthenol 75 %
     5 ml   Schwarzkümmelöl oder Borretschöl
    3 Tr.   eth. Öl Manuka
    6 Tr.   Alpha-Bisabolol

In die Cremaba HT einfach alle Zutaten hineinmischen. Achten Sie auf die Substanzen, die vorgelöst werden müssen - Harnstoff und Hyaluronsäure - siehe Lexikon.

Einfache Fettcreme

50g	Eucerin
5ml	Neutralöl
3ml	Nachtkerzenöl
3Msp.	Harnstoff
30Tr.	Aloe-vera 10-fach
25Tr.	Meristemextrakt
20Tr.	Calendulaöl
5Tr.	eth. Öl Teebaum

Harnstoff in Aloe-vera vorlösen und in das Eucerin einarbeiten. Anschließend die restlichen Komponenten unterrühren. Haltbarkeit ohne Konservierung ca. 3 Wochen, mit 12 Tropfen Paraben K ca. 5-6 Monate.

Tagescreme bei leichter Neurodermitis aber auch bei Winterdermatitis

50g	Cremaba HT
3ml	Vitamin E Fluid HT
3Msp.	Harnstoff
3ml	D-Panthenol 75%

Orangenblüten-Körperlotion

100g	Cremaba HT
3Meßl.	Meersalzlösung
10ml	Mandelöl oder Borretschöl
3ml	Calendulaextrakt
2ml	Aloe-vera 10-fach
40ml	Orangenblütenwasser
2ml	Meristemextrakt

V. Gesichtswässer

Grüner-Tee Gesichtswasser

100ml	Hamameliswasser
1Msp.	Allantoin
6Msp.	Harnstoff
4Msp.	Grüner Tee

Da sich beim längeren Stehen ein Bodensatz bilden kann, sollten Sie die Gesichtswässer vor Gebrauch schütteln.

Meristem Gesichtswasser

100ml	Rosenwasser
2ml	Meristemextrakt
2Msp.	Harnstoff
1ml	Zi Cao

D-Panthenol Gesichtswasser

100 ml	Rosenwasser oder Teebaumölwasser (Teebaumölhydrolat)
5 ml	D-Panthenol 75 %
2 Msp.	Harnstoff
10 Tr.	Da-Zao

In die jeweiligen Wässer, z.B. Rosenwasser, werden die Zusatz- und Wirkstoffe kalt eingerührt.

Die Haltbarkeit der Gesichtswässer beträgt ohne Paraben K ca. 4 Wochen. Mit 20 Tropfen Paraben K ca. 5-6 Monate.

VI. Spezial-Produkte

Entschuppungs Öl

Öl zur Entfernung alter Salbenreste und sich schon leicht ablösenden Krusten

40 ml	Glycerin
50 ml	Jojobaöl
2 Meßl.	Elastinpulver P
2 Meßl.	D-Panthenol 75 %
2 ml	Vitamin E natürlich

Mischen Sie die Zutaten kalt miteinander - am besten das Elastinpulver erst in das Glycerin geben und glattrühren. Anschließend die anderen Zutaten beimischen. Sie können das Pflegeöl gut verschlossen mind. 4 Monate aufbewahren. Tragen Sie das Öl auf die betroffenen Hautstellen mit einem weichen Tuch auf. Lassen Sie das Öl ein paar Minuten auf der Haut, so daß sich alten Salbenreste oder Krusten anlösen. Entfernen Sie nun mit einem weichem Tuch die aufgeweichten Teile, Vorsicht, bitte versuchen Sie nicht mit Gewalt Hautschuppen zu entfernen. Anschließend überschüssiges Öl von der Haut ganz aufsaugen und wie gewohnt eincremen.

Feuchtigkeitsspendende Maske

100 ml	Wasser, destilliert oder kaltes, abgekochtes Wasser
1-1½ Meßl.	Xanthan - je nach gewünschter Festigkeit
5 Msp.	Harnstoff
2 ml	Da-Zao
2 ml	Zi Cao
2 ml	Sanddornöl
2 Msp.	Hyaluronsäure
evtl. 20 Tr.	Paraben K

Für eine kompaktere Feuchtigkeitsmaske gibt man noch 5 ml Fluidlecithin CM oder Super hinzu.

Wasser mit dem Xanthan andicken und die Zusatz- und Wirkstoffe dazugeben - achten Sie darauf, daß der Harnstoff und die Hyaluronsäure vorgelöst werden müssen. Die Maske kann auf alle trockenen Hautstellen aufgetragen werden und sollte mindestens 5 Minuten aber höchstens 20 Minuten auf der Haut verbleiben.

Die Maske hält sich ohne Konservierung ca. 3 Wochen. Mit Paraben K ca. 5-6 Monate.

Tips und Tricks bei Neurodermitis

Was ist positiv bei Neurodermitis ?

Welche Pflegeprodukte sollten bei Neurodermitis verwendet werden:

- am besten nur rückfettende **und** feuchtigkeitsspendende Pflegeprodukte verwenden
- Rohstoffe wie: Harnstoff (Urea), D-Panthenol, Vitamin E, Algenöl, Carotinöl, Hyaluronsäure, Meristemextrakt, Da-Zao, Grüner Tee, Zi Cao, Sanddornöl und Salz aus dem Toten Meer. Vor allem auch Öle die reich an Gamma-Linolensäuren sind wie: Borretschöl, Nachtkerzenöl und Schwarzkümmelöl.
- Produkte, die der Haut einen zusätzlichen Schutz bieten, da Neurodermitis geschädigte Haut eine erhöhte Empfindlichkeit gegenüber Umwelteinflüssen, Druck, Feuchtigkeit oder starker Rauch- und Staubentwicklung zeigt.

Was können Sie noch neben der kosmetischen Pflege für Ihre Haut tun ?

Zur „Sanierung des Darms" erwärmen Sie etwa 100 ml Apfelessig, in den warmen Apfelessig geben Sie 10 Tropfen Schwarzkümmelöl. Umrühren und innerhalb von 15 Minuten in kleinen Schlucken trinken.

- Sollten Sie unter Neurodermitis leiden und ein Kind erwarten, so hat sich die zusätzliche Ergänzung des Speiseplans mit Ölen, die Gamma-Linolensäure enthalten bzw. reich an ungesättigten Fettsäuren sind wie Borretschöl, Nachtkerzenöl oder Schwarzkümmelöl, positiv auf die Entwicklung des Kindes in Hinsicht auf Neurodermitis ausgewirkt. Dosierung siehe Lexikon.
- Das gleiche gilt für diese Öle als tägliche Nahrungsergänzung. Sie unterstützen den Körper bei der Aufrechterhaltung seines Immunsystems. Des weiteren sorgen die ungesättigten Fettsäuren dafür, daß die Zellteilung und das Wachstum sowie die Hautregeneration reibungslos ablaufen.
- Lassen Sie sich parallel bei starken Neurodermitisschüben einmal von einem Arzt auf einen Pilzinfekt, zum Beispiel im Darmbereich, untersuchen. Pilzinfekte schwächen das Immunsystem, was wiederum zu Neurodermitisschüben führen kann.

- Begeben Sie sich viel an die Luft, das unterstützt zusätzlich Ihr Immunsystem und lenkt Sie auch mal bei einer Juckreizattacke ab.

Was ist negativ bei Neurodermitis ?

Bei kosmetischen Produkten:

- Produkte mit einem hohen Alkohlanteil
- Peelings
- Entfettende Produkte
- Produkte mit Fruchtsäuren
- Haarspray
- Luftabschließendes Make-up. Hier ist besondere Vorsicht bei offenen Stellen geboten, da es dort durch die Farb-pigmenteinlagerungen zu unansehnlichen Narben kommen kann!
- Glycerin, Jojobaöl, Paraffine, aber nur in Pflegeprodukten, die länger auf der Haut bleiben und höher Dosiert sind, da diese die Hautoberfläche erweichen. Auch Vaseline fördert den Juckreiz und führt zu einem Abschluß der Hautporen so das es zu einem Wärmestau kommen kann, was wiederum übermäßige Transpiration (= Juckreiz zur) Folge hat.
- Gelee Royale, da es sehr oft bei Neurodermitikern zu einer Verschlimmerung des Hautbildes führt und auch die Poren verstopfen kann.
- Duftstoffe z.B. Parfümöle

Bei Nahrungs- und Genußmitteln

Es gibt einige Nahrungs- und Genußmittel bei denen bekannt ist, daß diese von Neurodermitkern eher gemieden werden sollten. Darunter fallen u.a.

- Zitrusfrüchte
- Fruchtsäfte
- Zigaretten
- Alkohol
- Speisen mit gehärteten und gesättigten Fettsäuren
- Zucker

Falls Sie vermuten, daß Sie auf bestimmte Nahrungsmittel oder Genußmittel reagieren, so sollten Sie auf jeden Fall durch einen guten Arzt eine diagnostische Diät machen lassen. Bei dieser wird festgestellt, auf welche Nahrungs- und Genußmittel Sie speziell reagieren und dementsprechend verzichten müssen.

Fakt ist aber, daß nicht jeder Neurodermitiker unbedingt eine bestimmte Lebensmittelunverträglichkeit hat. Wertvolle Tips zum Thema Ernährung bei Neurodermitis erhalten Sie über die DGE (Deutsche Gesellschaft für Ernährung)

Sonstiges

- oft wirken sich Sportarten, bei denen man stark schwitzt, negativ aus, dies gilt ebenso für Saunagänge.
- tragen Sie keine zu enge Kleidung! Neurodermitishaut braucht Luft, daher lockere Kleidung aus Naturfasern wie Leinen, Seide und Baumwolle bevorzugen.
- keine Naturfasern verwenden wie Wolle oder Cashmere diese fördern durch die grobe Faser den Juckreiz.
- säubern Sie besonders sorgfältig Ihre Dusche oder Badewanne, da sich in den gelösten Hautschuppen oftmals Bakterien einnisten.
- meiden Sie gechlorte Bäder. Wenn Sie schwimmen möchten, so sollten Sie eher ein Solebad besuchen.
- bei der Reinigung im Haushalt sollten Sie darauf achten milde Reinigungsmittel zu verwenden.
  Am besten ist es, wenn Sie mit Handschuhen arbeiten, um erst gar nicht lange mit dem Putzwasser in Berührung zu kommen. Tragen Sie aber unter den Gummihandschuhen Baumwollhandschuhe und wechseln diese etwa alle 30 Minuten gegen neue aus, damit die Feuchtigkeit wieder von den Händen ferngehalten wird, die sich unter dem Handschuh bildet.
- da bei der Neurodermitis die Psyche auch eine große Rolle spielt, sollte auch Streß und Hektik vermieden werden.

Hier ein paar Anlaufstellen für Neurodermitiserkrankte:

Deutscher Neurodermitisbund e.V.
Spaldingstr. 210
20097 Hamburg
Tel. 040 / 23 08 10

Allergie - und umweltkrankes Kind e.V.
Westerholter Str. 142
45892 Gelsenkirchen
Tel. 0209 / 305 30

Bundesverband
Neurodermitiskranker
in Deutschland e.V.
Oberstr. 171
46154 Boppard
Tel. 06742 / 25 98

Deutsche Haut - und Allergiehilfe e.V.
Fontanestraße 14
53173 Bonn
Tel. 0228 / 351 09 1

DGE
(Deutsche Gesellschaft für Ernährung e.V)
Im Vogelsgesang 40
60488 Frankfrut am Main
Tel. 069 / 97 68 03-0

Selbsthilfegruppe für Neurodermitis -
Atopisches Ekzem (ATOP)
Bartgasse 7-9
1030 Wien
Österreich

Kur- und Therapiehäuser
Allergie- und Hautklinik Norderney
Lippestr. 9
26548 Norderney
Tel. 049 / 32 80 50

Klinikum für Dermatologie und Allergie
Jann Berghaus Str. 49
26757 Borkum
Tel. 049 / 22 70 86 17

Hier ein paar Anlaufstellen für Personen, die an Psoriasis erkrankt sind:

Deutscher Psoriasis Bund e.V.
Oberaltenallee 20 a
22081 Hamburg
Tel. 040 / 22 33 99

Deutsche Haut- und Allergiehilfe e.V.
Fontanenstr. 14
53173 Bonn
Tel. 0228 / 36 79 10

Die Pflege von Hals und Dekolleté

Eine oft vernachlässigte Körperzone ist der Bereich von Hals und Dekolleté.

Sie sollten mindestens einmal in der Woche diesen beiden Körperbereichen eine gesonderte Behandlung zukommen lassen, da der Hals- und Brustbereich über eine besonders zarte und sensible Haut verfügt.

Das macht diese Haut besonders schutzlos gegenüber UV-Strahlung, achten Sie daher auch immer auf einen ausreichend hohen Lichtschutzfilter im Hals und Brustbereich.

Gerade bei der kosmetischen Pflege des Busens sollte man beachten, daß der Busen im Gegensatz zu Bauch, Po und anderen Körperpartien nicht mit einer unterstützenden Muskulatur ausgestattet ist.

Produkte mit feuchtigkeitsspendenden, straffenden und ent-schlackenden Eigenschaften, wie zum Beispiel Alge, etherisches Öl Strohblume, Hyaluronsäure, Salz aus dem Toten Meer haben sich hier besonders bewährt.

Beachten Sie, daß nur intensive und ausdauernde Pflege zu einem straffen, glatten Hals und glatten, festen Brüsten führt. Verwenden Sie aus diesem Grund besonders viel Sorgfalt, Zeit und Regelmäßigkeit für die Pflege dieser Körperzonen. Nur so können Sie den Kampf gegen vorzeitige Gewebeerschlaffung der Brüste, vorzeitige Faltenbildung und unschöner fahler Haut gewinnen.

Brust- und Hals- Pflegeprogramm

Reinigungssalz

30 g   Salz aus dem Toten Meer
 5 Tr. eth. Öl Zitrone
10 Tr. Sanddornöl
 3 ml Algenöl

Alle Zutaten in eine große Dose geben und schütteln. Das Reinigungssalz erfüllt gleich mehrere Zwecke:

Es löst sanft alte Hautschuppen, regt den Schlackentransport an und strafft das Gewebe.

Verwenden Sie das Reinigungssalz am besten als Dusch-Reinigungssalz, dies ist am einfachsten.

Tragen Sie das Reinigungssalz auf die feuchte Haut auf und massieren die Haut damit leicht. Anschließend mit lauwarmem Wasser abspülen und abtrocknen.

Kurprodukte

Die nun folgenden Produkte sollten mindestens zweimal in der Woche über einen Zeitraum von sechs Wochen verwendet werden. Anschließend regelmäßig einmal pro Woche weiter anwenden.

Strohblume-Straffungsöl

10 ml Macadamianuß-Öl
 3 Tr. eth. Öl Deutsche Kamille
 5 Tr. eth. Öl Strohblume
 2 ml Algenöl

Zutaten kalt miteinander vermischen. Das Straffungsöl dünn auf Hals und Brust auftragen. Für Hals und Brust benötigen Sie ca. die Hälfte der Mischung. Massieren Sie das Öl so lange sanft in die Haut ein, bis die Haut es vollständig aufgenommen hat. Bei regelmäßiger Anwendung wird die Haut gestrafft und die Faltentiefe verringert.

Wenn Sie das Straffungsöl etwas großzügiger auftragen und nach der Massage noch etwas Massageöl auf der Haut verbleibt, so können Sie die Wirkung mit Wickeln aus Frischhaltefolie unterstützen. Umwickeln Sie hierfür die Brust und den Hals locker mit Frischhaltefolie und lassen die Haut ca. 20 Minuten abgedeckt. Achten Sie darauf, daß es bei Personen, die unter Schilddrüsenproblemen leiden evtl. durch die Wickel zu einem Gefühl von Beklemmung kommen kann.

Feuchtigkeitskur mit Hyaluronsäure

20 ml   Aloe-vera 10-fach
 1 Msp. Hyaluronsäure
½ Meßl. Elastinpulver P
30 Tr.   Fibrostimulin P
 1 Meßl. Lipoderminkonzentrat
 5 Tr.   Paraben K

Feuchtigkeitskur mit Vitamin E Fluid

20 ml   Aloe-vera 10-fach
15 Tr.   Vitamin E Fluid HT
 1 Msp. Grüner Tee
 1 Meßl. Lipoderminkonzentrat
 5 Tr.   Paraben K

Rohstoffe miteinander gut vermischen. Das Produkt ist dünn wie Wasser und wird vor dem Auftragen der Hals- und Dekolleté-creme in die Haut geklopft. Es eignet sich auch gut für eine Erfrischung zwischendurch sowie als Unterlage zur Feuchtigkeitsspende bei einer Tages- oder Nachtcreme.

Kurprodukte und Liposomen-Kuren werden bei Hautermüdungserscheinungen oder bei starkem Hautstreß, wie zu intensiver Sonnenbestrahlung oder trockener Luft angewandt. Sie spenden Feuchtigkeit, polstern die Haut und unterstützen den Zellaufbau. Tip: Verwenden Sie diese Produkte auch mal als Zusatzprodukt bei Ihrer Gesichtspflege.

Liposomen-Aufbau-Konzentrat

30 ml	Aloe-vera 10-fach
2 Meßl.	Lipoderminkonzentrat
1 Meßl.	Vitamin E Fluid HT
2 ml	Glycerin
2 Meßl.	Vitamin A Fluid HT
8 Tr.	Paraben K
2 Msp.	Harnstoff

Zutaten kalt miteinander vermischen und wie die Feuchtigkeits-
kur anwenden.

Vitamin-Gel, bei strapazierter, müder Haut

50 ml	Wasser
½ Meßl.	Xanthan
2 ml	Vitamin E Fluid HT
1 ml	Nachtkerzenöl HT
3 ml	Glycerin
12 Tr.	Paraben K
1 Meßl.	D-Panthenol 75 %
½ Meßl.	Vitamin A Fluid HT
5 Tr.	Zitronensaft

Dicken Sie das Wasser mit Xanthan an und lassen es etwas
quellen, anschließend die restlichen Pflegekomponenten einarbeiten.

Brust- und Halspackungen

Hier ein paar Beispiele für effektive, straffende, feuchtigkeitsspendende und klärende Packungen.

Algen-Quarkpackung, strafft und regeneriert

100 g	Quark
3 Tr.	eth. Öl Teebaum
1	Algentablette
1 Meßl.	D-Panthenol 75 %

Tablette zerkleinern und in etwas Wasser auflösen anschließend
mit den anderen Komponenten in den Quark geben. Die Packung
riecht etwas gewohnheitsbedürftig, ist aber sehr effektiv.

Apfelessig-Quarkpackung, für ein schönes Hautbild

100 g	Quark
5 ml	Apfelessig
2 Meßl.	D-Panthenol 75 %

Durch den Apfelessig kann der Quark leicht körnig werden.

Echinacea-Quarkpackung, zur Belebung und Stärkung der Haut

100 g	Quark
10 ml	Echinacea Preßsaft
5 Tr.	eth. Öl Calophyllum

Algen-Meersalzpackung, pflegt und stärkt

50 g	Cremaba HT
20 Tr.	Meersalzlösung
3 ml	Algenöl
3 Tr.	eth. Öl Deutsche Kamille

Johanniskrautpackung, feuchtigkeitsspendend und regenerierend

50 g	Cremaba HT
3 ml	Johanniskrautöl
1 Msp.	Harnstoff
1 Meßl.	Lipoderminkonzentrat

Vitalisierungs-Packung

50 g	Quark
10 g	Cremaba HT
4 Meßl.	D-Panthenol 75 %
15 Tr.	Hamamelisextrakt
2 Msp.	Harnstoff
5 Tr.	eth. Öl Strohblume
2 Tr.	eth. Öl Manuka
2 Msp.	Hyaluronsäure

Diese Packung bringt leben in Ihre Haut. Daher ist Sie die richtige Wahl, wenn Sie zum Beispiel nach einem anstrengenden Arbeitstag abends noch etwas vorhaben.

> Packung messerdick auf die gereinigte Haut auftragen und zwischen 10-20 Minuten wirken lassen. Reste mit einem Tuch entfernen. Anschließend wie gewohnt reinigen und eincremen. Die Packungsmenge ist für eine Anwendung für Hals und Brust ausreichend. Selbstverständlich sind alle Packungen auch für das Gesicht geeignet.

> Alle Masken werden hergestellt, indem die Zutaten kalt miteinander vermischt werden.

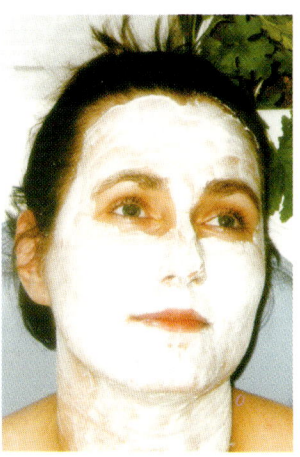

Gönnen Sie sich eine Packung für Gesicht, Hals und Dekolleté z.B. während eines Bades.

Haferkleiepackung, klärend und regenerierend

100 ml	Wasser
½ Meßl.	Xanthan
2 Eßl.	Haferkleie
½ Eßl.	Apfelessig

Hagebuttenkern-Öl-Packung, glättet und strafft

20 ml	Hagebuttenkern-Öl
5 Tr.	Sanddornöl
1 ml	Algenöl
5 Tr.	eth. Öl Strohblume

Probieren Sie die verschieden- en Packungsvorschläge ein- mal aus. Sie werden be- stimmt Ihre Lieblingspackung finden, die Ihnen besonders zusagt.

Zitronen-Packung, adstringierend und regenerierend

50 g	Cremaba HT
30 Tr.	frisch gepreßte Zitrone
1 ml	Algenöl
1 Msp.	Gelee-Royale

Ringelblumen-Schlammpackung, zur Straffung und Ausscheidung von Schlackenstoffen

50 g	Schlamm aus dem Toten Meer
10 Tr.	Carotinöl
4 Tr.	eth. Öl Deutsche Kamille
3 ml	Calendulaöl

Positive Erfahrungen haben wir mit diesen Packungen auch im Bauch-, Hüft- und Oberarmbereich gemacht. Um die Wirkung der Packungen in diesen Problemzonen zu intensivieren, haben wir Wickel mit Frischhalte- folie angewandt.

Carnitin-Schlammpackung, straffend und regenerierend

50 g	Schlamm aus dem Toten Meer
1	Carnitinkapsel
3 ml	Algenöl

Carnitin in etwas Wasser vorlösen und mit dem Algenöl in den Schlamm rühren.

Nährcreme für Brust- und Hals, mit Lipoderminkonzentrat

100 g	Cremaba HT
3 Meßl.	D-Panthenol 75 %
2 Meßl.	Lipoderminkonzentrat
10 Tr.	Borretschöl Fluid HT
2 Msp.	Hyaluronsäure
3 Msp.	Harnstoff
12 Tr.	Paraben K

Einfach die Rohstoffe in die Cremaba einarbeiten, fertig.

Alle Produkte für die Hals- und Dekolletépflege können mit ein paar Tro- pfen Parfümöl parfümiert werden. Rechnen Sie auf 50g fertiges Endpro- dukt ca. 5-8 Tropfen je nach Parfümöl.

Nährcreme für Brust und Hals, mit Grünem Tee
Fettphase: 20 ml Mandelöl
       6 g   Shea-Butter
       6 g   Confonder
       4 g   Cetylalkohol
Auf die gesamte Fettphase kommen 65 ml Wasser
Zusatz- und Wirkstoffe für 100 ml fertige Creme:
  1 Meßl. D-Panthenol 75 %
  ½ Meßl. Vitamin E natürlich
  1 Msp. Grüner Tee
10 Tr.   Vitamin A Fluid HT
20 Tr.   Paraben K

oder folgende Zusätze:
  1 Msp. Grüner Tee
  2 ml   Glycerin
  8 Tr.   Sanddornöl
  1 Meßl. D-Panthenol 75 %
  ½ Meßl. Vitamin E natürlich
20 Tr.   Paraben K

Nährcreme für Brust und Hals, mit Algenöl
100 g   Cremaba HT
  4 ml   Algenöl
  4 Meßl. D-Panthenol 75 %
  5 Tr.   Alpha-Bisabolol
12 Tr.   Paraben K

Nährcreme für Brust und Hals, mit Aloe-vera
100 g   Cremaba HT
  4 ml   Aloe-vera 10-fach
  7 Tr.   Sanddornöl
  5 Tr.   Da Zao
  2 Msp. Hyaluronsäure
12 Tr.   Paraben K
Die Wirkstoffe kalt in die Cremaba mischen.

Nährcreme für Brust und Hals, mit Hyaluronsäure
50 ml   Cremaba HT
25 Tr.   Vitamin E Fluid HT
30 Tr.   Aloe-vera 10-fach
 ½ Meßl. D-Panthenol 75 %
20 Tr.   Hamamelisextrakt
  2 Msp. Hyaluronsäure
12 Tr.   Paraben K
Zutaten kalt miteinander vermischen.

Pflegeprogramm für Hals-
und Dekolletébereich
I.   Schritt Reinigung
II. Schritt Packung
III. Schritt Kurprodukt
IV. Schritt Nährcreme

Apfelessig-Wasser, Entschlack-
kungs-Wasser und Body Spray
immer vor Gebrauch schüt-
teln.

Sonderpflegeprodukte

Apfelessig Massage-Wasser, bei Spannungen in der Brust /
Brustschmerzen

100 ml	Wasser
5 Eßl.	Apfelessig
2 Teel.	Honig
1 ml	eth. Öl Teebaum oder Manuka
2 ml	Kokosöl
20 Tr.	Paraben K

Honig, Kokosöl, Paraben K und etherisches Öl miteinander
vermischen, dann den Apfelessig dazugeben und anschließend
das Wasser einarbeiten. Tragen Sie das Apfelessig-Wasser mit
einem Waschlappen oder einem weichen Massagehandschuh
auf die Brust auf. Massieren Sie nun die Brust mindestens 10-15
mal mit kreisenden Bewegungen. Bei starken Problemen
wiederholen Sie die Brustmassage zwei- bis dreimal täglich.

Probieren Sie das Entschlack-
kungs-Wasser auch bei Cellulitis aus.

Entschlackungs-Wasser

50 ml	Wasser
4 Meßl.	Salz aus dem Toten Meer
1	Carnitinkapsel
40 Tr.	Fibrostimulin P
2 Msp.	Harnstoff

Füllen Sie das Entschlackungs-Wasser in eine Sprühflasche und
sprühen es zum Beispiel nach einem Bad auf die Haut auf.
Tupfen Sie es nicht ab, lassen Sie das Wasser langsam in die Haut
einziehen. Anschließend wie gewohnt eincremen.

Falls die Zeit einmal knapp sein sollte, hier ein Body-Spray für
die „Straffung" zwischendurch.

Body-Spray

3 ml	Vitamin E Fluid HT
1 ml	D-Panthenol 75 %
20 Tr.	Aloe-vera 10-fach
5 Tr.	eth. Öl Strohblume
30 Tr.	Glycerin
60 ml	Wasser
4 Meßl.	Salz aus dem Toten Meer
14 Tr.	Paraben K

Verwenden Sie das Body-Spray wie das Entschlackungs-Wasser.
Mit diesem Body-Spray wird Ihre Haut gleichzeitig eingecremt,
so läßt sich das Body-Spray durch die leichte Art des Auftragens
auch sehr gut als Spray zum Eincremen des Rückens oder
andere schwer zu erreichende Körperbereiche verwenden. Vor
Gebrauch schütteln.

Dekolleté-Gel, zur Erfrischung und Straffung

50 ml	Hamameliswasser
½ Meßl.	Xanthan
20 Tr.	Vitamin E Fluid HT
3 Tr.	eth. Öl Pfefferminze
½ Meßl.	D-Panthenol 75 %
5 Tr.	Da Zao
10 Tr.	Paraben K

Wasser mit Xanthan andicken, anschließend die restlichen Rohstoffe untermischen.

Massageöl während der Stillzeit

bzw. während der Schwangerschaft/Schutz vor Schwangerschaftsstreifen.

30 ml	Macadamianuß-Öl
10 g	Shea-Butter
30 ml	Kokosöl
4 ml	Vitamin E natürlich
5 Tr.	eth. Öl Lavendel traditionell

Öl leicht erwärmen und die Shea-Butter darin auflösen, anschließend die restlichen Produkte einarbeiten.

Pflegecreme bei empfindlichen/gereizten Brustwarzen, z.B. während der Stillzeit

20 g	Cremaba HT
3 Meßl.	D-Panthenol 75 %
1 ml	Meristemextrakt
1 Tr.	eth. Öl Deutsche Kamille
20 Tr.	Aloe-vera 10-fach
10 Tr.	Paraben K
5 Tr.	Carotinöl
1 Msp.	Grüner Tee
5 Tr.	Vitamin E natürlich

Zutaten kalt in die Cremaba einarbeiten.

Apfelessig-Massage-Öl

100 ml	Macadamianuß-Öl
4 ml	Apfelessig
2 ml	D-Panthenol 75 %
2 Meßl.	Vitamin E natürlich

Vermischen Sie die Zutaten kalt miteinander. Massage-Öl vor jedem Gebrauch schütteln. Verwenden können Sie das Massage-Öl zur Massage der Brust, des Bauches, der Oberschenkel und des Halsbereiches. Die Haut wird zart und geschmeidig, das Gewebe wird gestrafft und gleichzeitig wird der Körper zur Ausscheidung von Schlackenstoffen angeregt.

Hand- Fuß- und Beinpflege

Gesunde, kräftige Fingernägel, gleichmäßige, nicht eingerissene Nagelhaut, wer wünscht sich das nicht? Haben Sie schon einmal gezählt, wie oft Sie täglich mit Wasser und Reinigungsprodukten in Berührung kommen? Sind Sie sich bewußt, welche Strapaze dies für Ihre Hände bedeutet?

Nur regelmäßige Pflege schützt unsere Hände vor Folgeschäden, wie aufgesprungene Stellen, rauhe, rissige Hautoberflächen oder sogar Ekzemen.

Aus diesem Grund sollten Sie besonders großen Wert auf eine gesunde Handpflege legen.

Vieles nehmen wir als selbstverständlich hin. Täglich stehen wir auf unseren Beinen, die uns tragen. Meist beachten wir sie nur, wenn Sie uns Probleme bereiten, zum Beispiel:

schwere, müde Beine, geschwollene, oder aufgesprungene Füße.

Erst dann wird meist etwas für die Fuß- und Beinpflege getan.

Wir möchten mit der folgenden Rezeptauswahl helfen, den oben genannten Problemen entgegenzuwirken.

Rückfettende Handwaschlotion

50 ml	Wasser
40 ml	Betain
3 ml	Klettenwurzelöl
2 Meßl.	D-Panthenol 75 %
$\frac{1}{2}$-1 Meßl.	Xanthan
20 Tr.	Paraben K
2 ml	Kokosöl oder Monoï Tiaré

evtl. Parfümöl nach Wahl

Wasser mit Xanthan andicken und quellen lassen. Anschließend die restlichen Komponenten einarbeiten.

Beachten Sie, daß die Reinigung schon bei der Handwäsche beginnt, daher immer nur mit lauwarmem Wasser die Hände reinigen. Hände nach jedem Kontakt mit Wasch- und Reinigungsprodukten gut mit Wasser nachspülen. Diese Handwaschlotion reinigt sanft, ohne die Hände aufquellen zu lassen.

Sie eignet sich besonders für Personen, die sich häufig die Hände waschen müssen, wie z.B. Hausfrauen, Friseure usw.

Achten Sie nach dem Waschen darauf, immer die Hände und Füße sorgfältig abzutrocknen. Auch die Finger- und Zehenzwischenräume sorgfältig abtrocknen, so vermeiden Sie, daß Bakterien und Pilzen ein Nährboden zur Vermehrung geschaffen wird, denn diese mögen es warm und feucht.

Stärkendes Hand- und Fingernagelbad

200 ml	Wasser
4 ml	frisch gepreßter Zitronensaft
2 Meßl.	Elastinpulver P
10 Tr.	Betain
1 Eßl.	Haferkleie
2 Meßl.	D-Panthenol 75 %
3 Msp.	Harnstoff

Haferkleie mit kochendem Wasser übergießen und ca. 5 Minuten ziehen lassen. Bei einer Temperatur, die ein Hand- oder Fußbad zuläßt, gibt man nun die restlichen Komponenten hinzu. Die Badedauer sollte mindestens 10 Minuten betragen. Nach dem Bad fühlt sich die Haut glatt und geschmeidig an, die Nägel werden bei regelmäßiger Anwendung vor Spliß und Trockenheit geschützt.

Apfelessig Bad, gegen rauhe und trockene Füße und Hände

40 ml	Apfelessig
1 Eßl.	Honig
2 Meßl.	Elastinpulver P
30 g	Salz aus dem Toten Meer

Honig in den Apfelessig geben und glattrühren, nun die anderen Komponenten dazugeben.
Die gesamte Mischung wird für ein Fußbad von ca. 10-12 Liter benötigt.
Für ein Handbad benötigen Sie ca. 3 Eßl. dieser Mischung. Die Badedauer sollte mindestens 10 Minuten betragen.
Anschließend gut abtrocknen und Hände/Füße eincremen.

Totes Meersalz Fußbad, bei starker Hornhautbildung und trockenen Füßen

30 g	Salz aus dem Toten Meer
2 Meßl.	Fluidlecithin CM
4 Msp.	Grüner Tee
1 ml	Algenöl

Algenöl mit Fluidlecithin CM vermischen und gleichzeitig mit dem Salz und dem Grünen Tee in das etwa 37 °C warme Wasser geben. Die Badedauer sollte ca. 10 Minuten betragen. Während des Bades können Sie die Fußpflege mit einer Bürstenmassage unterstützen. So regen Sie nicht nur die Durchblutung an, sondern entfernen auch sanft alte Hornhaut. Füße gut abtrocknen und anschließend eincremen.

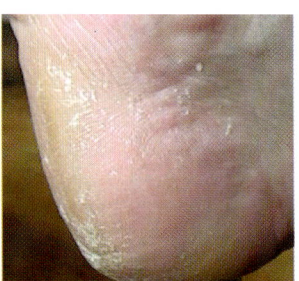

Trockene Fußsohlen, ein Problem, was fast jeden betrifft.

Harnstoff Fußcreme, bei starker Hornhautbildung und trockenen Füßen

50 g	Eucerin
4 Msp.	Harnstoff
3 ml	Klettenwurzelöl
5 ml	Algenöl
10 ml	Aloe-vera 10-fach
14 Tr.	Paraben K

Harnstoff in Aloe-vera vorlösen und dann genau wie die anderen Rohstoffe kalt in das Eucerin einarbeiten. Um die Hornhaut vor Rissen zu schützen und wieder weich und geschmeidig zu machen, tragen Sie die Creme mindestens einmal pro Tag auf und massieren diese gut ein.

Desodorierende Fußcreme, bei starkem Fußgeruch und trockenen Füßen

Fettphase:	15 g	Eucerin
	15 g	Tegomuls
	20 ml	Haselnußöl
	5 ml	Calendulaöl

Auf die gesamte Fettphase kommen 100-120 ml Wasser.
Zusätze für ca. 150 g Fußcreme:

1 Meßl.	Odex oder 12 Tr. Odex Super + 1 ml kosmetisches Haarwasser
15 Tr.	Calendulaextrakt
12 Tr.	eth. Öl Rosmarin
25 Tr.	Paraben K

Um eine schöne Emulsion zu erzielen, empfiehlt es sich, die Fußcreme durchgängig zu rühren. Anfangs macht sie einen etwas körnigen Eindruck, aber je kälter die Emulsion wird, desto stabiler wird sie. Eine sehr schöne, pflegende Fußcreme mit gleichzeitiger Deowirkung. Eine kompakte Creme, die schnell einzieht.

Hand- und Nagelpflegepackung

50 g	Cremaba HT
1 Eßl.	Haferkleie
3 Msp.	Harnstoff
3 Eßl.	Schlamm aus dem Toten Meer
2 Meßl.	Elastinpulver P
4 Meßl.	D-Panthenol 75 %
20 Tr.	Paraben K
20 ml	Aloe-vera Gel

Zutaten kalt miteinander vermischen. Tragen Sie die Packung messerdick auf und ziehen am besten eine Plastiktüte oder ein paar Baumwollhandschuhe darüber.
Einwirkzeit mind. 15 Minuten.

Da die Handinnenflächen über eine verringerte Anzahl von Talgdrüsen verfügen, ist hier eine Pflege mit feuchtigkeits- und fettspendenenden Produkten wichtig. Denn gerade diese Haut neigt zur schnellen Austrocknung.

Hand- und Fußcreme, bei trockener Haut

Fettphase: 40 ml Neutralöl
15 g   Confonder
5 g   Bienenwachs
8 g   Cetylalkohol

Auf die gesamte Fettphase kommen 80-100 ml Wasser.
Zusätze für ca. 150 ml Creme

2 Meßl.   D-Panthenol 75 %
½ Meßl.   Vitamin E natürlich
20 Tr.   Hamamelisextrakt
30 Tr.   Paraben K

Eine kompakte, aber schnell einziehende Creme

Tip: Probieren Sie einmal aus, zusätzlich ein paar Tropfen Arnikaextrakt mit in die Pflegeprodukte zu geben. Besonders bei schweren, müden aber auch geschwollenen Beinen sowie bei rissigen und extrem trockenen Hautpartien hat sich Arnika seit Jahren bewährt. Dosieren Sie auf 50 g fertiges Endprodukt etwa 8-10 Tropfen.

Cremen Sie Ihre Hände immer regelmäßig ein, besonders nach Kontakt mit Wasser. Ihre Hände können sich besser gegen bevorstehende Belastungen „wehren", wenn Sie diese regelmäßig eincremen. Sind Ihre Hände bereits gestreßt und strapaziert, so regenerieren Sie sich nach dem Auftragen einer Creme schneller.

„Unsichtbarer Handschuh", zum Schutz der Hände oder anderer Körperteile vor Schmutz und Wasser.

50 ml   Wasser
15 g   Tegomuls
1 Meßl. Natriumalginat
10 ml   Glycerin
30 ml   Paraffin flüssig
2 Meßl. D-Panthenol 75 %
1 Meßl. Vitamin E natürlich
20 Tr.   Paraben K
evtl. Parfümöl nach Wahl

Tegomuls in das kochende Wasser einstreuen, dabei zügig und ständig rühren. Zu dieser Mischung nun das Natriumalginat geben und glattrühren. Paraffin und Glycerin mischen und langsam (am besten tropfenweise) in die warme Masse einrühren, gut glattrühren. Arbeiten Sie zum Schluß die restlichen Pflegekomponenten ein. Das Ergebnis ist eine etwas unansehnliche Creme, die dazu neigt, etwas Glycerin und Paraffin abzusondern. Dennoch ist der „Handschuh" in der Wirkung unschlagbar. Tragen Sie den „Handschuh" nach dem Händewaschen dünn auf die trockenen Hände auf und lassen den Handschuh mindestens 5 Minuten einziehen bevor Sie mit den Händen arbeiten.
Der ideale Schutz vor Schmutz und Wasser, die Hände werden geschützt und gleichzeitig gepflegt.

Sollten Sie Einsteiger in die selbstgemachte Kosmetik sein, so heben Sie sich die Herstellung dieses Rezeptes für einen späteren Zeitpunkt auf, da die Herstellung für Neueinsteiger nicht ganz einfach ist.

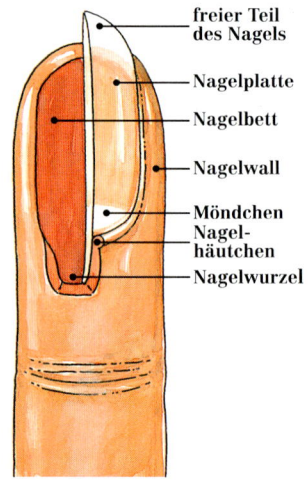

freier Teil
des Nagels

Nagelplatte

Nagelbett

Nagelwall

Möndchen
Nagel-
häutchen

Nagelwurzel

Nagelpflegeöl, bei rissigen, trockenen Nägeln und spröder Nagelhaut

20 ml   Nachtkerzenöl oder Neutralöl.

2 Meßl. D-Panthenol 75 %

8 Tr.   Zi Cao

1 Meßl. Vitamin E natürlich

3 Tr.   Betain

Rohstoffe kalt miteinander vermischen. Das Öl regelmäßig in den Nagel und ins Nagelbett einmassieren. Der Nagel und die Nagelhaut werden nachhaltig gegen Risse und Austrocknung geschützt.

Als Kur 2 Wochen lang täglich anwenden, danach empfiehlt sich eine wöchentliche Anwendung.

Berücksichtigen Sie bei der Hand- und Fußpflege, daß ein gesunder Nagel auch von einer gesunden Ernährung abhängt. Zum Beispiel verbessert Biotin u.a. die Keratinstruktur im Haar und in den Fingernägeln. Kalzium, Magnesium und weitere Mineralien sorgen für ein gesundes, festes Wachstum der Nägel und für ein schönes Hautbild. Achten Sie daher darauf, gegebenenfalls Nahrungsergänzungsmittel zu sich zu nehmen, die diese Stoffe enthalten, falls Sie nicht genügend durch die tägliche, Nahrung zuführen.

Pflegeöl, gegen rissige und rauhe Hände und Füße

50 ml Mandelöl

3 ml gepreßter Zitronensaft

ca. 5 ml dieser Mischung langsam in die Haut einmassieren, bis das Öl vollständig von der Haut aufgenommen wurde. Rauhe, spröde und trockene Haut wird wieder samtweich.

Belebendes Gel, bei schweren, müden Beinen

80   ml   Hamameliswasser

20   ml   Aloe-vera Gel

1-1½ Meßl. Xanthan

15   Tr.   eth. Öl Pfefferminz

1   ml   Apfelessig

5   Tr.   eth. Öl Manuka

5   Tr.   Da Zao

3   Meßl. LV 41

2   ml   Klettenwurzelöl

20   Tr.   Paraben K

Schwere, müde Beine, zum Beispiel durch zu langes Stehen oder Sitzen, werden Ihnen dieses belebende Gel danken.

Pflege- und Schutzprodukte z.B. vor Pilzen oder Bakterien

Belebendes Fußspray, bei müden Füßen - auch nach sportlichen
Aktivitäten sehr erfrischend
70 ml kosmetisches Haarwasser
30 ml Wasser
30 Tr. eth. Öl Pfefferminz
 5 Tr. eth. Öl Salbei
 5 Tr. eth. Öl Rosmarin
 7 Tr. eth. Öl Manuka oder Teebaum
Zutaten kalt miteinander vermischen. Das Fußspray schützt
gleichzeitig vor der Übertragung von Pilzen und Bakterien, wie
sie oft in Naßräumen (z.B. Schwimmbad und Sauna)
vorkommen. Fußspray einfach Zwischendurch oder nach der
Reinigung auf die Füße aufsprühen, eintrocknen lassen,
anschließend Füße eincremen.

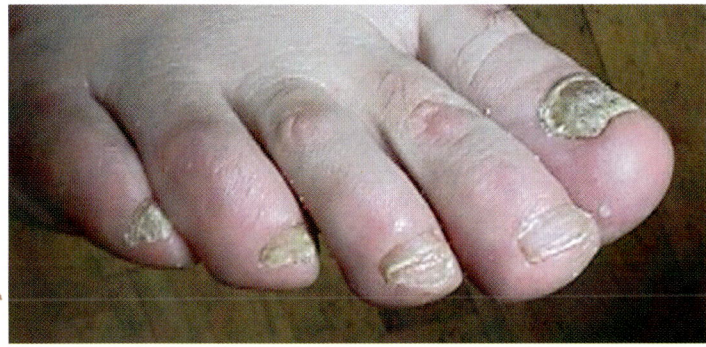

**Veränderung
der Zehnägel
durch Nagelpilz**

Sprühen Sie mit dem Fußspray bei einer Pilzbehandlung auch den Innen-
bereich Ihrer Schuhe aus. So vermeiden Sie bei einem evtl. Nagel- oder
Fußpilz eine weitere Übertragung oder Rückansteckung.
Schuhe nach dem Einsprühen gut trocknen lassen!

Niemgel, bei Fuß- und Nagelpilz, Version I
 50 ml   Wasser
ca.½ Meßl. Xanthan
 3-4 Meßl. LV 41
 3 ml   Niemöl
 10 Tr.   eth. Öl Manuka oder Teebaum
 10 Tr.   Paraben K
Wasser mit Xanthan andicken, evtl. etwas quellen lassen. LV 41
mit dem Niemöl vermischen und in das angedickte Wasser
rühren, anschließend Manuka und Paraben dazugeben.

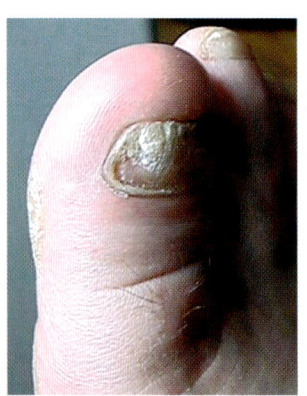

**Trockene Füße
mit ausgeprägtem
Nagelpilz**

Niemgel, bei Fuß- und Nagelpilz, Version II

60 ml   Wasser
3 Meßl. Niemblätter
ca. ½ Meßl. Xanthan
10 Tr.   eth. Öl Manuka oder Teebaum
1 Msp.   Grüner Tee
20 Tr.   Paraben K

Niemblätter mit warmem Wasser übergießen, 2 Stunden ziehen lassen, abfiltern. Anschließend mit Xanthan andicken und die restlichen Rohstoffe einarbeiten. Das Gel täglich auf die gereinigte Haut und Nägel (Hand oder Fuß) aufbringen. Am besten das Niemgel mit einem Wattebausch auf die betroffenen Partien auftragen - Watte danach nicht mehr wiederverwenden.

Niemöl, bei Nagel- und Fußpilz

30 ml   Neutralöl
10 ml   Niemöl
1 Meßl. D-Panthenol 75 %
30 Tr.   eth. Öl Manuka oder Teebaum
1 ml   Vitamin E natürlich
5 Tr.   eth. Öl Zitrone

Rohstoffe kalt miteinander vermischen. Niemöl mit einem Wattestäbchen oder Wattebausch auf die betroffenen Stellen (Hand oder Fuß) auftragen. Watte anschließend entsorgen.

Verwenden Sie auch nach dem optischen Abklingen von Pilzerscheinungen die Produkte mindestens noch 10 Tage weiter.
Besonders bei Pilzerkrankungen sollten Sie darauf achten, daß Sie den Pilz nicht mit den Händen weiter ausbreiten, zum Beispiel während des Auftragens von Pflegeprodukten. Immer nur direkt die Stelle behandeln, auf keinen Fall über die von Pilz befallenen Stellen heraus streichen oder gar dort massieren. Sonst breiten Sie den Pilz aus.

Nageltinktur bei Pilz

50 ml   kosm. Haarwasser
2 ml   Niemöl
30 Tr.   eth. Öl Manuka oder Teebaum
2 Meßl. D-Panthenol 75 %
20 Tr.   Vitamin E Fluid HT

Rohstoffe kalt miteinander vermischen. Tinktur vor Gebrauch schütteln. Tinktur einmal täglich direkt auf den Nagel (Hand oder Fuß) und das Nagelbett auftragen.

Mundhygieneartikel und Deoprodukte

Zu einem kompletten Pflegeprogramm gehören auch Zahnpflegeprodukte und Deodorantien.
Hier eine kleine Auswahl an Rezepten.

Deoprodukte

Deocreme

50 g   Cremaba HT
¾ Meßl.   Odex oder 12 Tr. Odex Super + 10 Tr. kosmetisches
            Haarwasser
 1 Msp.   Allantoin
30 Tr.   Meristemextrakt
 8 Tr.   eth. Öl Salbei
10 Tr.   eth. Öl Manuka
12 Tr.   Paraben K
 3 Msp.   Grüner Tee

Wirkstoffe kalt in die Cremaba HT einrühren. Die Deocreme dünn auftragen.

Deospray

          30 ml   kosm. Haarwasser oder Weingeist
          70 ml   Rosenwasser
           1 Meßl. Odex oder 24 Tr. Odex Super+20 Tr.
                     Kosmetisches Haarwasser
          10 Tr.   eth. Öl Manuka
evtl. 10-12 Tr.   Parfümöl nach Wahl

Alle Zutaten kalt miteinander vermischen und in eine Sprühflasche füllen.

Deoroller

    50 ml   Wasser
ca. ¼ Meßl. Xanthan (je nach gewünschter Dicke)
    1 Meßl. LV 41
    ¾ Meßl. Odex oder 12 Tr. Odex Super + 10 Tr.
             kosmetisches Haarwasser
     1 Msp. Allantoin
     8 Tr.   Meristemextrakt
     2 Msp. Grüner Tee
    12 Tr.   Paraben K

Dicken Sie das Wasser mit Xanthan an und lassen es etwas quellen. Anschließend die Zusatz- und Wirkstoffe einrühren.

Deo-Spray bei empfindlicher Haut

50 ml	Teebaumölhydrolat
8 Tr.	Odex Super
1 ml	kosmetisches Haarwasser oder Basiswasser
10 Tr.	eth. Öl Salbei
1 Msp.	Allantoin
2 Meßl.	LV 41
10 Tr.	Meristemextrakt
12 Tr.	Paraben K

Odex Super und LV 41 mit dem kosm. Haarwasser vermischen, anschließend die restlichen Komponenten unterrühren.

Mundhygieneartikel

Regelmäßige und richtige Mundpflege ist die Voraussetzung für gute Zähne und gesundes Zahnfleisch.

Speisereste sind die ideale Grundlage für Mikroorganismen, die sich von diesen Nahrungsrückständen und zersetzbaren Speichelsubstanzen ernähren. Bei fehlender Mundhygiene wird so ein guter Nährboden für schädigende Mikroorganismen geschaffen. Ein typisches Zeichen für ein vermehrtes Vorkommen dieser Mikroorganismen ist die typische Plaquebildung auf den Zähnen. Diese netzartige Schicht, die sich über den Zahn und den Zahnfleischansatz zieht, schädigt unseren Zahn und unser Zahnfleisch.

Nur die regelmäßige Pflege schützt uns vor schädigendem Plaque und Bakterien, die sich im Mundinnenraum bei fehlender Pflege ansiedeln. Um den Plaque richtig zu entfernen und vorzubeugen, bedarf es nicht nur einer regelmäßigen Pflege, sondern auch einer richtigen Zahnputztechnik.

Beachten sollten Sie beim Zähneputzen:

- Reinigen Sie mit kleinen kreisenden Bewegungen.
- putzen Sie immer möglichst den Plaque vom Zahnfleisch weg.
- von rot (Zahnfleisch) nach weiß (Zähne).
- Ein häufiger Fehler beim Zähneputzen ist, daß durch eine falsche Putztechnik der Plaque unter das Zahnfleisch geschoben wird und so oft Entzündungen hervorgerufen werden.
- vergessen Sie auch die etwas schwerer zu erreichenden Backenzähne nicht.
- verwenden Sie keine zu harten Zahnbürsten diese können bei zu starkem Putzen das Zahnfleisch schädigen.
- wählen Sie eine Zahnbürste mit abgerundeten Kunststoffborsten, diese fügen dem Zahnfleisch keinen Schaden zu.

- eine gute Zahnbürste hat einen kurzen Bürstenkopf, damit Sie bequem auch in die nicht so leicht zu erreichenden Winkel im Mundraum kommen.
- wechseln Sie spätestens nach 12 Wochen Ihre Zahnbürste.

Mildes Zahnputzgel

50 ml	Wasser
1 Meßl.	Xanthan
2 Meßl.	Kieselsäure
2 Meßl.	Glycerin
1 Tablette	Lightsüß (Zuckeraustauschstoff)
1 Meßl.	Betain
3 Tr.	eth. Öl Teebaum oder Manuka
8-10 Tr.	eth. Öl Orange oder Zitrone oder Pfefferminz
3 Tr.	Zi Cao
12	Tr. Paraben K

Lösen Sie die Lightsüßtablette in Wasser auf, dicken Sie das Wasser dann mit Xanthan an und lassen es etwas quellen. Anschließend langsam die restlichen Zutaten einrühren. Das Zahnputzgel ist ein sanft reinigendes Putzgel ohne starke Abrasionsmittel. Es schmeckt etwas bitter, woran man sich aber leicht gewöhnen kann. Es verhindert Zahnfleischbluten und unterstützt die natürliche Flora des Mundinnenraums.

Mundwasser mit Grünem Tee, zur Erfrischung und zur Erhaltung und Pflege des Zahnfleisches

20 ml	Weingeist
5 Tr.	eth. Öl Manuka oder Teebaum
2 Msp.	Grüner Tee
8 Tr.	Meristemextrakt

Auf ein Glas mit ca. 80-100 ml Wasser geben Sie von der Mundwassermischung ca. 5 Tropfen und rühren das Ganze einmal um. Spucken Sie das Wasser anschließend aus. Eine weitere Möglichkeit der Anwendung ist die Beigabe eines Tropfens des Mundwassers auf die Zahnbürste. Bewahren Sie das Mundwasser in einem gut verschließbaren Gefäß auf, da die Flüssigkeit leicht verfliegen könnte.

Um die Mundhygiene weiter zu optimieren, sollten Sie zur Reinigung der Zahnzwischenräume Zahnseide verwenden. Sollten Sie bisher noch nie Zahnseide verwendet haben, so gehen Sie besonders zu Anfang behutsam bei der Verwendung vor, um nicht Ihr Zahnfleisch durch Einrisse zu verletzen.

Erfrischendes Mundwasser

10 ml	Weingeist
2 Meßl.	LV 41
3 Tr.	Niemöl
15 Tr.	eth. Öl Teebaum oder Manuka
20 Tr.	eth. Öl Pfefferminz
10 Tr.	Meristemextrakt
1 Tr.	eth. Öl Nelke

Niemöl mit LV 41 vermischen und in den Weingeist geben, mit den anderen Rohstoffen glattrühren. Auch dieses Mundwasser in einer verschließbaren Flasche aufbewahren.

Dosieren Sie ca. 5 Tropfen in ein Glas (ca. 100 ml) mit lauwarmem Wasser. Das Mundwasser erfrischt, beugt Karies vor und erhält die natürliche Mundflora.

Herpes-Öl, bei Lippenbläschen

2 ml	eth. Öl Litsea cubeba
5 Tr.	eth. Öl Calophyllum
5 Tr.	eth. Öl Teebaum
2 Tr.	eth. Öl Deutsche Kamille
1 ml	eth. Öl Eucalyptus citriodora
3 Tr.	eth. Öl Strohblume
1,5 ml	eth. Öl Melisse
7 ml	eth. Öl Citronella
10 ml	Haselnußöl
5 Tr.	eth. Öl Oregano

Vermischen Sie alle Rohstoffe miteinander und bewahren Sie diese Mischung in einem gut verschließbaren Gefäß auf. Die Mischung hält sich ca.15 Monate. Tragen Sie das Öl sofort auf, wenn Sie das typische Kribbeln z.B. auf den Lippen oder im Nasenbereich bemerken. Wird das Öl rechtzeitig aufgetragen, so wird der Herpesvirus unterdrückt. Sollte es nicht auf Anhieb klappen, einen Ausbruch zu verhindern, so verlieren Sie nicht den Mut. Wir haben festgestellt, daß bei regelmäßiger Behandlung mit dem Herpes-Öl die Intervalle, in denen der Herpes auftritt, immer länger werden und dann ganz ausbleiben. Führen Sie die Behandlung so lange fort bis Sie merken, daß die Blasen abklingen bzw. das Kribbeln ausbleibt. Anschließend mit einem Pflegestift die Hautstellen nachbehandeln.

Etherische-Öl Komposition bei Aften und eingerissenen Mundwinkeln

2 Tr. eth. Öl Salbei
1 Tr. eth. Öl Eucalyptus
23 Tr. eth. Öl Pfefferminzöl
2 Tr. eth. Öl Zimtrinde
5 Tr. eth. Öl Nelkenblüte
10 Tr. eth. Öl Fenchel
5 Tr. eth. Öl Anis
1 Tr. eth. Öl Melisse
2 Tr. eth. Öl Thymian thymol
30 Tr. eth. Öl Weingeist.

Etherische Öle mit dem Alkohol vermischen und in einer gut verschließbaren Flasche aufbewahren. Die Haltbarkeit beträgt ca. 15 Monate.

Tragen Sie das Öl pur auf die Aften, am besten mit einem Wattestäbchen, auf. Der Abheilprozess wird gefördert und der Schmerz gelindert. Verwenden Sie das Öl so lange wie Sie die Afte spüren, meist verschwinden die Aften schon nach ein paar Tagen.

Die hier zusammengestellten Mundwässer und die Zahnpasta schützen bei regelmäßiger Anwendung den Zahn und das Zahnfleisch.
Die natürliche Mundflora wird erhalten und es wird nachhaltig Zahnfleischbluten entgegengewirkt. Auch beugen Sie Aften und Entzündungen vor und wirken Prozessen entgegen, die zu Karies führen. Die eingearbeiteten, etherischen Öle sorgen für nachhaltige Frische. Verwenden Sie ein Mundwasser ruhig zwischendurch und nicht nur nach dem Zähneputzen.

Lexikon

Wir haben uns für diesen Aufbau des Lexikons entschieden, um Ihnen so die Suche zu vereinfachen.

Wer ist heute schon in der Lage bei gekauften Produkten zu erkennen, was sich sich hinter welcher INCI-Bezeichnung auf den Produkten als Inhaltsangabe verbirgt.

Wobei wir damit nicht sagen wollen, daß diese Europäische Einheitsnorm nicht auch ihre Vorteile hat. Vorbei ist es mit den selbstgewählten Phantasienamen. Sie können jetzt einheitlich die Rohstoffe erkennen, die Sie vielleicht nicht vertragen oder die Sie gerne in Ihrem Hautpflegeprodukt hätten. Auch wird so den Dermatologen die Arbeit bei der Auswertung der Inhaltsstoffe erleichtert, wenn Sie einmal eine Unverträglichkeit auf ein Produkt zeigen. Aber dennoch bleibt der sicherste Weg um zu wissen, was in einem Pflegeprodukt ist sich seine Körperpflegeartikel selbst herzustellen.

Damit Sie auch bei den Rohstoffen den Überblick behalten, haben wir zum Beispiel die Spalte Rohstoffbeschreibung aufgenommen, um Ihnen eine Hilfestellung bei eventuellen Verwechslungen oder Unsicherheiten, ob es sich um den richtigen Rohstoff handelt, zu geben. Beachten sollten Sie aber hier, daß natürliche Produkte sowohl Schwankungen in der Farbe, als auch im Geruch unterliegen. Damit Sie Ihre Einkäufe richtig planen können, finden Sie die Spalte „Haltbarkeit" in diesem Lexikon.

Algenöl

INCI-Bezeichnung:
   Glycine Soja, Phenoxyethanol,
   Algae
Ursprung:
   Pflanzlich
Rohstoffbeschreibung:
   Algenöl ist ein Extrakt aus der
   Braunalge (Fucus vesiculosus),
   aufbereitet in einem fetten Öl,
   meistens Soja.. Algenöl liegt in
   flüssiger, öliger leicht gelb-
   grüner Färbung vor.
   Oft wird das Öl mit Butyl-Hydro-
   yxtoluol als Antioxidanz versetzt
   (oder bzw. und mit Phenoxyethanol).
Einsatzgebiet/Wirkung:
   Die Algenwirkstoffe sind für die
   Hautpflege von großer Bedeutung. Sie haben positiven Einfluß
   auf den Hautturgor, machen die
   Hornschicht geschmeidig und
   fördern die Durchblutung der
   Haut. Eingearbeitet werden kann
   das Algenöl in Cremes, Sonnen-
   pflegeprodukte, Masken, Körpermilch usw. aber auch in Produkten, die der Cellulitis entgegenwirken. Es ist reich an
   Proteinen, Peptiden, Aminosäuren, Polysachariden uvm.
   beinhaltet aber auch Allantoin,
   Mineralsalze und Vitamine z.B.
   B_1 und B_{12}.
Einsatzkonzentration: 0,5-3 %.
Verarbeitung:
   Das Algenöl kann sowohl in die
   Fettphase kurz vor dem Aufgießen mit der Wasserphase, aber
   auch erst nach der Fertigstellung
   der Creme hinzugegeben werden.
Lagerbedingungen/Haltbarkeit:
   Öl lichtgeschützt und bei Raum-
   temperatur aufbewahren. Halt-
   barkeit ca. 10 Monate.
Tip/Hinweis:
   Nicht über 60 °C erhitzen.

Algentabletten

Ursprung:
   Pflanzlich
Rohstoffbeschreibung:
   Grüne Tablette. Mit den Haupt-
   wirkstoffen Spirulina, Chlorel-
   la, Vitamin C, Hagebutte, Vitamin B_{12}, Zink, Eisen, Calcium,
   Magnesium uvm. Auch weist diese Tablette ein breites Spektrum
   an Aminosäuren auf: Leucin,
   Isoleucin, Lysin, Valin u. a.

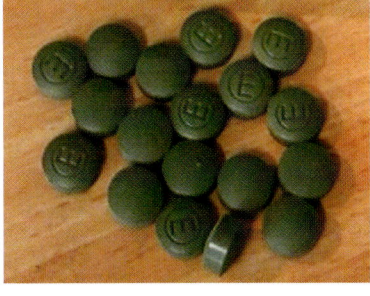

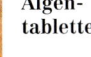
Algen-
tabletten

Einsatzgebiet/Wirkung:
   Durch die Vielfalt der Inhaltsstoffe ist diese Tablette ideal zur
   Weiterverarbeitung in kosmetische Artikel wie Cremes,
   Lotionen, Duschgele, Babypro-
   dukte, aber auch in After-Sun-
   Produkte. Wir legen den Schwer-
   punkt des Einsatzgebietes auf
   irritierter, trockener, sensibler
   Haut. Die Algentablette kann
   aber genauso bei unreiner und
   fetter Haut zum Einsatz gebracht
   werden.
   Die Inhaltsstoffe sorgen u.a.
   dafür, daß sich der Talgfluß
   normalisiert und die Haut
   in der Erhaltung des Säureschutzmantels unterstützt wird.
Einsatzkonzentration:
   0,2-2 % Algenlösung.
Verarbeitung:
   Herstellung der Algenlösung: Vor
   der Verarbeitung wird die
   Tablette z.B. in einem Mörser
   zerstoßen. Es geht aber auch mit
   einem Messer auf einem Brett.

Die zerkleinerte Tablette mit ca. 20 ml Wasser vermischen, etwas stehen lassen und dann den oberen Teil der Algenlösung (nicht den Bodensatz!) entweder in das fertige Endprodukt oder in die Wasserphase geben.

Lagerbedingungen/Haltbarkeit:
Dunkles Gefäß. 24 Monate

Tip/Hinweis:
Produkte, die mit der Algentablette hergestellt werden, erhalten eine grünliche Farbe und einen für Algen typischen Geruch.

Allantoin

INCI-Bezeichnung:
Allantoin

Ursprung:
Wird heute meist auf rein chemischem Syntheseweg hergestellt. Die Rohstoffe, die sich hinter dem Namen Allantoin verbergen sind, Glyoxylsäure (über Ozonalyse) und Harnstoff (aus Ammoniak).

Rohstoffbeschreibung:
weißes, feinstäubiges Pulver

Einsatzgebiet/Wirkung:
Hautpflegeprodukte bei empfindlicher, trockener und gereizter Haut.

Einsatzkonzentration:
0,2–0,5 %. Am einfachsten läßt es sich dosieren, indem man ca. 1 Messerspitze auf 50 ml fertiges Endprodukt gibt.

Verarbeitung:
Am besten in die Wasserphase des Produktes geben. Kann aber auch, wenn es mit etwas Wasser vorgelöst wurde, ins fertige Endprodukt eingearbeitet werden.

Lagerbedingungen/Haltbarkeit:
Trocken. 36 Monate

Tip/Hinweis:
Das Produkt sollte nicht über 65 °C Grad erwärmt werden.

Aloe-vera Gel/ Aloe-vera 10-fach

INCI-Bezeichnung:
Aloe Barbadensis, Sodium Benzoate, Citric Acid, Potassium Sorbate. Meist ist das Produkt mit Kaliumsorbat, Natriumbenzoat und Zitronensäure vorkonserviert.

Ursprung:
Pflanzlich. Reife Aloe-vera Blätter werden gekappt. Der untere aloinhaltige Teil des Blattes wird abgeschnitten und der restliche aloinfreie Blatteil wird geschält. Das so gewonnene Aloe-vera Gel wird im Separator von unlöslichen Faseranteilen getrennt und anschließend konserviert. Bei der Aloe-vera 10-fach wurde dem Gel anschließend noch 10 mal der Wasseranteil entzogen, so erhält man ein 10-fach Konzentrat.

Rohstoffbeschreibung:
Klare bis leicht bräunliche Flüssigkeit.

Einsatzgebiet/Wirkung:
Hautpflegeprodukte:
Trockene, rissige, feuchtigkeitsarme Haut; bei Hautirritationen wie nach einem Sonnenbrand, aber auch bei Hautunreinheiten findet Aloe-vera Anwendung.
Haarpflegepräparate:
Bei trockenem, stumpfem Haar.
Der Aloe-vera Pflanze werden seit Tausenden von Jahren positive Eigenschaften in Bezug auf die Hautregeneration nachgesagt. Seit ca. zehn Jahren wird sie auch in „Soft-Drinks" in den USA eingesetzt.

Einsatzkonzentration: 2–70 %

Verarbeitung:
Wasserphase oder ins fertige Endprodukt.

Lagerbedingungen/Haltbarkeit:
Nicht über einen längeren Zeitraum über 30 °C Grad lagern. Lichtgeschützt aufbewahren. Ca. 12 Monate.

Aloe-vera Pflanze

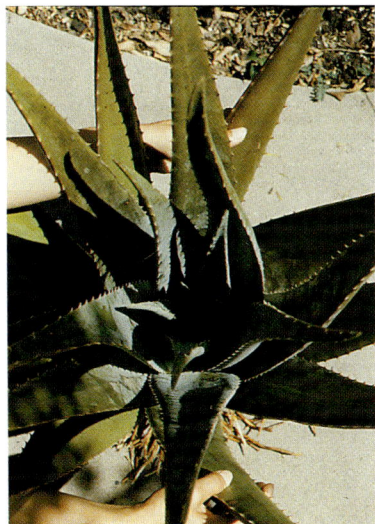

Tip/Hinweis:

Das Produkt kann kurzzeitig bis zu max. 60 °C Grad erhitzt werden. Diese Temperatur sollte allerdings nicht überschritten werden, da die Polysacharide bei Überhitzung denaturiert werden können. Probieren Sie einmal das Aloe-vera 10-fach pur unter einer Creme oder Lotion als Feuchtigkeitsspender aufzutragen, Sie werden begeistert sein.

Alpha-Bisabolol

INCI-Bezeichnung:

Bisabolol

Ursprung:

Synthetisch

Rohstoffbeschreibung:

Klare, meist farblose Flüssigkeit, die aber auch zu einer schwachen Blaufärbung neigt. Alpha-Bisabolol ist eine Flüssigkeit, die mindestens 85 % dl-alpha-Bisabolol enthält.

Einsatzgebiet/Wirkung:

Hautpflegemittel, Sonnenschutz- und After-Sun-Präparate, After-Shave-Produkte, Babypflegeprodukte, Mundpflegepräparate.

Bei Alpha-Bisabolol wurde sowohl eine entzündungshemmende als auch eine antibakterielle Wirkung nachgewiesen. Es wird hauptsächlich als Austauschprodukt für Kamille – bzw. für das in der Kamille vorkommende Azulen – verwendet. Im Gegensatz zu Pflegeprodukten mit Kamille weist Alpha-Bisabolol eine wesentlich geringere Allergierate bei gleicher Wirkung auf. In Pflegeprodukten regeneriert und beruhigt es.

Einsatzkonzentration: 0,1–1 %

Verarbeitung:

Fettphase oder ins fertige Endprodukt.

Lagerbedingungen/Haltbarkeit:

Lichtgeschützt. Ca. 18 Monate.

Apfelessig

Ursprung:

Pflanzlich.

Rohstoffbeschreibung:

Leicht eingetrübte, gelbliche, dünnflüssige Lösung. Mit einem produkttypischen, sauren Geruch.

Einsatzgebiet/Wirkung:

Apfelessig erfährt gerade seine Renaissance sowohl auf dem Kosmetiksektor als auch als gesundheitsförderndes Nahrungsergänzungsmittel. Die wichtigsten Inhaltsstoffe des Apfelessigs für die Kosmetik sind: Vitamin B_1, Vitamin B_2, Vitamin B_6, Vitamin B_{12}, Vitamin A, Vitamin E und Beta-Carotin.

Wir setzen den Apfelessig vor allem zur Durchblutungsförderung bei trockener, schlaffer/fahler Haut und bei Hautunreinheiten ein. Auch haben wir positive Effekte als Zugabe in einem Bad erzielt. Die Haut fühlte sich wieder weich, geschmeidig und erfrischt an.

Einsatzkonzentration: 0,01–2 %
Verarbeitung:
Fertiges Endprodukt oder Wasserphase
Lagerbedingungen/Haltbarkeit:
Gut verschlossen halten, nicht starker Sonnenbestrahlung aussetzen.
Tip/Hinweis:
Bei der Einarbeitung von Apfelessig ist es wichtig, sich an die vorgegebenen Rezepturvorschläge zu halten. Einige Emulsionen neigten bei der Herstellung mit Apfelessig dazu, sich nach kurzer Zeit wieder zu verdünnen.

Avocadoöl

INCI-Bezeichnung:
Persea Gratissima
Ursprung:
Pflanzlich. Das Avocadoöl wird nicht, wie oft angenommen, aus dem Kern der meist aus Südamerika kommenden Frucht gewonnenen. Um das Avocadoöl zu gewinnen, wird das Fruchtmark mit Wasser angereichert und gut miteinander vermischt.
Anschließend wird dieser Brei von den „festen Bestandteilen" befreit. Das so gewonnene Avocadoöl ist reich an einer großen Auswahl an Vitaminen wie D, E, A, A$_1$, B$_2$ und auch an Linolsäure, Palmitinsäure und Linolensäure.
Rohstoffbeschreibung:
Leicht gelbliches bis ins hellgrün gehende Öl. Bei Temperaturschwankungen neigt das Öl dazu, einen leichten Bodensatz zu bilden.
Dieses stellt aber keine Qualitätsminderung dar.
Einsatzgebiet/Wirkung:
Durch seine Vielzahl an pflegenden Komponenten und seiner Eigenschaft, gut in die Haut einzuziehen, ist dieses Öl ideal zur Körperflege.
Besonders im Bereich der Kinder- und Babypflege hat sich dieses Öl etabliert. Gerne wird das Öl genommen, wenn es um pflegende Produkte wie reichhaltige Cremes und Bodylotionen geht. Mit Avocadoöl hergestellte Kosmetik zeichnet sich dadurch aus, daß die Haut geschmeidig gehalten wird, die Widerstandsfähigkeit gesteigert und sensible, trockene Haut beruhigt und geglättet wird.
Einsatzkonzentration: 3–60 %.
Verarbeitung:
Fettphase.
Lagerbedingungen/Haltbarkeit:
Lichtgeschützt. Ca. 12 Monate.
Tip/ Hinweis:
Damit das Öl nichts von seiner Wirkung verliert, sollte es nicht über 65 °C erhitzt werden. Es empfiehlt sich, die Flasche direkt nach dem ersten Öffnen mit ca. 2 % natürlichem Vitamin E als Antioxidanz zu versetzen.

Betain

INCI-Bezeichnung:
Cocamidopropyl Betaine
Ursprung:
Pflanzlich = Palmkernöl, Synthetisch = Dimethylaminopropylamine, Sodiummonochoroacetate.
Rohstoffbeschreibung:
Dünnflüssiges, leicht gelbliches, getrübtes Tensid.
Einsatzgebiet/Wirkung:
Dieses Amphotensid ist für den universellen Einsatz als Tensidpräparat in Duschgelen, Shampoos, Reinigungsmilch u.v.m. geeignet. Die waschaktive Substanz beträgt ca. 30 %.
Einsatzkonzentration: 2–50 %
Verarbeitung:
Mit Wasser vermischen oder bei Reinigungslotionen ins fertige Endprodukt.
Lagerbedingungen/Haltbarkeit:
Mindestens 12 Monate
Tips / Hinweise:
Die waschaktive Substanz eines

Endproduktes sollte bei ca. 15 % bei normale Haut liegen, bei fettiger Haut um die 20–25 %. Dieses läßt sich sehr leicht selbst ausrechnen. 20 ml Betain (mit einer waschaktiven Substanz von 30 %) + 20 ml Wasser mischen = eine waschaktive Substanz von 15 %. Bei der weiteren Verwendung von anderen Tensiden vergessen Sie nicht, die Summe der Tenside vorher zu addieren.

Blühende Borretsch-Öl-Pflanze

Bienenwachs

INCI-Bezeichnung:
    Cera Alba
Ursprung:
    Als Stoffwechselprodukt der Bienen wird Bienenwachs den tierischen Fetten zugerechnet.
Rohstoffbeschreibung:
    Bienenwachs wird sowohl in gebleichter als auch in ungebleichter Qualität angeboten. Beide Varianten sind für kosmetische Zwecke geeignet.
Einsatzgebiet/Wirkung:
    Als Konsistenzgeber in kosmetischen Produkten mit gleichzeitig hautpflegenden Eigenschaften. Besonders bei trockener, spröder Haut, die einen natürlichen Schutz benötigt. Geeignet als Konsistenzgeber für O/W- und W/O- Emulsionen.
    Findet aber auch Anwendung bei der Herstellung von Kerzen.
Einsatzkonzentration: 2–25 %
Verarbeitung:
    Fettphase.
Lagerbedingungen/Haltbarkeit:
    Trocken und nicht zu warm. Ca. 3 Jahre.

Borretschöl

INCI-Bezeichnung:
    Borago Officinalis
Ursprung:
    Pflanzlich. Das Öl wird aus dem Samen der Borretschölpflanze gewonnen.

Rohstoffbeschreibung:
    Leicht gelbliches Öl
Einsatzgebiet/Wirkung:
    Borretschöl ist reich an Gamma-Linolensäure, der Anteil beträgt ca. 22 %. Gamma-Linolensäure zählt zu den ungesättigten Fettsäuren, welche positiv auf extrem trockene, rissige, empfindliche und schuppige Haut wirken, wie z.B. bei Neurodermitis und Schuppenflechte. Schon nach kurzer Zeit ist eine Verbesserung des Hautbildes zu erkennen. Es kann sowohl als Rückfetter in Duschgelen und Shampoos verwendet werden als auch als Ölkomponente in jeder Art von Emulsionen.
Einsatzkonzentration: 2–30 %
Verarbeitung:
    Fettphase oder als rückfettende Pflegekomponente ins fertige Endprodukt.
Lagerbedingungen/Haltbarkeit:
    In dunklen Gefäßen lagern. Mindesthaltbarkeit ca. 18 Monate.
Tips/ Hinweise:
    Die Flasche am besten direkt nach dem ersten Öffnen mit 2 % natürlichem Vitamin E als Antioxidanz versetzen.
    Bei den Hautkrankheiten Neurodermitis und Schuppenflechte empfiehlt sich zusätzlich zur äußeren Pflege auch eine innerliche Einnahme des Öles. Erwachsene 3 x täglich ca. 17 Tropfen.

Calendula Extrakt (Ringelblumenextrakt)

INCI-Bezeichnung:
Propylene Glycol, Calendula Officinalis

Ursprung:
Pflanzlich. Bei dem Calendulaextrakt handelt es sich um einen propylenglycolischen Auszug.

Rohstoffbeschreibung:
Bräunliche, dünnflüssige Lösung.

Einsatzgebiet/Wirkung:
Siehe Calendula-Öl

Einsatzkonzentration: 3–15 %

Verarbeitung:
Wasserphase oder fertiges Endprodukt

Lagerbedingungen/Haltbarkeit:
Lichtgeschützt. Ca. 12 Monate.

Calendulaöl

INCI-Bezeichnung:
Glycine Soja, Calendula Officinalis, Tocopherol

Ursprung:
Pflanzlich. Das Calendulaöl, auch Ringelblumenöl genannt, wird aus den Calendulablüten mit Hilfe eines Pflanzenöls – meist Soja – gewonnen.
Zur Stabilisierung des Öls wird meistens natürliches Vitamin E eingesetzt. Die Calendula gehört zu der Gattung der Calendula Linne, zur Familie der Asteraceae.

Rohstoffbeschreibung:
Leicht gelbliches Öl mit schwachem Eigengeruch.

Einsatzgebiet/Wirkung:
Die Ringelblume hat einen festen Platz in der Volksmedizin. Ihr werden allgemein heilsame Einflüsse bei gestörten Hautfunktionen zugeschrieben, u.a. bei schlecht heilenden Wunden, Verbrennungen, Krampfadern, Akne und vielem mehr.
In kosmetischen Produkten besonders bei trockener, rauher und schuppiger, aber vor allem bei sehr empfindlicher und gereizter Haut hat sich der Einsatz von Calendulaöl bewährt. In Haut- und Handcremes angewendet, pflegt und beseitigt Calendulaöl aufgesprungene und rissige Haut. Die Verwendung von Calendulaöl in Hautpflegemitteln führt zu einer glatten und gesunden Haut.

Einsatzkonzentration: 3–10 %.

Verarbeitung:
Fettphase oder in niedrigeren Konzentrationen in das fertige Endprodukt

Lagerbedingungen/Haltbarkeit:
Lichtgeschützt. Ca. 12 Monate.

Carnitin

INCI-Bezeichnung:
Trimethyl-gamma-aminobetahydroxybuttersäure. Zu diesem Zeitpunkt gibt es für Carnitin noch keine genaue INCI-Bezeichnung, daher an dieser Stelle der chemische Name des Carnitins.

Ursprung:
Meist synthetisch. In der Natur kommt Carnitin zum Beispiel in Fleisch vor.

Rohstoffbeschreibung:
Weißes, kristallines Pulver. Oft wird Carnitin in Kapseln für die innerliche Einnahme angeboten.

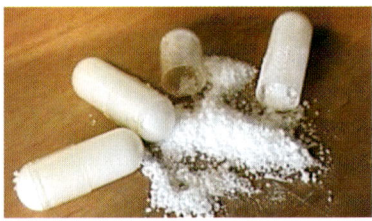

Carnitin-Kapseln

Einsatzgebiet/Wirkung:
Seit Jahren hat sich Carnitin (L-Carnitin) auf dem Sektor der Nahrungsergänzung bewährt. In Studien wurde bewiesen, daß durch den Verzehr von L-Carnitin das Fettgewebe abnahm. Verantwortlich für diesen Vorgang sind

zwei Aminosäuren, die für einen verbesserten Transfer der langkettigen Fettsäuren durch die inneren Mitochondrienmembranen sorgen. Hierdurch wird es nach mehreren weiteren Schritten ermöglicht, daß die aktivierten Fettsäuren zum weitergehenden Abbau und zur energetischen Verwertung weitergeleitet werden. Diesen Effekt macht man sich mittlerweile auch in der Kosmetikindustrie zur Bekämpfung der Cellulitis zunutze. Siehe Kapitel Cellulitis. Weiter weist L-Carnitin, innerlich eingenommen, noch weitere positive Eigenschaften auf, wie: es verstärkt die natürlichen Killerzellen, Monozyten und Makrophagen sowie die T- und B-Lymphozyten. Carnitin macht unser Abwehrsystem fit, schützt uns vor Kreislauf- und Gefäßerkrankungen und mindert das Risiko des Herzinfarkts. Carnetin unterstützt durch die Stimmulierung des Fettstoffwechsels die Gewichtsreduktion bei einer Diät und führt zu besserem Erfolg.

Einsatzkonzentration:
Kosmetik: 0,2–1 % Carnitinlösung. Herstellung der Carnitinlösung = 1 Kapsel mit 5 ml lauwarmen Wasser mischen (Löst sich meist nicht komplett auf). Innerlich: ca. 1 Kapsel pro Tag

Verarbeitung:
Carnitinlösung entweder direkt in die Wasserphase geben, oder erst dem fertigen Endprodukt zufügen.

Lagerbedingungen/Haltbarkeit:
Trocken lagern. Ca. 36 Monate.

Carotinöl

INCI-Bezeichnung:
Glycine Soja, Daucus Carota

Ursprung:
Pflanzlich und naturidentisch. Dem Sojaöl werden meist 0,3 % β-Carotin zugesetzt.

Rohstoffbeschreibung:
Dunkelgelbe Flüssigkeit; mit charakteristischem Geruch und Geschmack.

Einsatzgebiet/Wirkung:
Sonnenschutz und After-Sun Produkte, Lotionen, Cremes und Masken.
Besonders hat sich Carotinöl (Pro-Vitamin A) bei extrem spröder, empfindlicher und trockener Haut bewährt. Das Carotinöl (β-Carotin) wirkt hautberuhigend und entspannend. In Sonnenschutzprodukten wirkt es der schädlichen UV-Strahlung entgegen, indem es als Radikalfänger fungiert – für diesen Zweck empfiehlt es sich, parallel das Carotinöl auch innerlich einzunehmen.

Einsatzkonzentration:
0,01–1 %. Rechnen Sie zur Vereinfachung ca. 10 Tropfen auf 50 ml fertiges Endprodukt.

Verarbeitung:
Fettphase oder ins fertige Endprodukt.

Lagerbedingungen/Haltbarkeit:
Kühl, lichtgeschützt. Ca. 12 Monate.

Tip/Hinweis:
Reichern Sie einmal mit Carotionöl Ihr normales Speiseöl an, um Ihrem Körper Vitamin A zuzuführen. Dieses Öl gibt Ihrer Creme einen angenehmen Gelbschimmer.

Ceralan

INCI-Bezeichnung:
Cera Alba
(Polyglyceryl-3 Beeswax)

Ursprung:
Natürlich (Bienenwachs).
Ceralan ist ein Bienenwachs-Derivat, dessen freie Wachssäuren zu nichtionogenen amphiphilen Molekülen (Fettsäuren-Polyglycerolester) umgewandelt wurden.

Rohstoffbeschreibung:

Es ist ein festes, leicht gelbliches Wachs und wird in Schuppen- oder Pistillenform angeboten. Meist ist es mit natürlichem Vitamin E als Antioxidanz versetzt.

Einsatzgebiet/Wirkung:

Als Konsistenzgeber und Emulsionsstabilisator in W/O- und O/W-Emulsionen, findet aber auch als Gelbildner für Öle Anwendung – sehr gut bei der Herstellung von Massageölen! Ceralan macht Emulsionen temperaturstabiler und haltbarer. Es gibt Cremes, Lotionen und Ölgelen eine exzellente Verteilbarkeit auf der Haut und ein weiches, samtartiges Gefühl.

Einsatzkonzentration:

10–20 % bezogen auf die Fettphase.

Verarbeitung/ Lagerbedingungen:

Fettphase mit einem Schmelzpunkt, der bei ca. 63–73 °C liegt.

Haltbarkeit:

Trocken und kühl. Das Produkt sollte vor Hitze geschützt werden.

Cetylalkohol

INCI-Bezeichnung:

Cetyl Alcohol

Ursprung:

Pflanzlich. Es werden native Fette und Öle eingesetzt. Dabei werden die Methylester oder die freien Fettsäuren mit Wasserstoff zu den Fettalkoholen umgesetzt und gereinigt (Hochdruckhydrierung).

Rohstoffbeschreibung:

Weiße, wachsartige Schuppen, ohne Eigengeruch.

Einsatzgebiet/Wirkung:

Es wird als Co-Emulgator und als Konsistenzgeber bei Cremes und Lotionen für Öl in Wasseremulsionen eingesetzt. Mit diesem Konsistenzgeber werden recht feste Emulsionen hergestellt, die sich aber dennoch gut auf der Haut verteilen lassen.

Einsatzkonzentration:

Je nach Einsatzgebiet als Co-Emulgator mit 0,5–1 %, als Konsistenzgeber bis zu 5 % je nach gewünschter Festigkeit der Creme.

Verarbeitung: Fettphase.

Lagerbedingungen/Haltbarkeit:

Trocken. Ca. 4 Jahre.

Tip/Hinweis:

Am besten erst Cetylalkohol im Öl aufschmelzen und dann den Emulgator dazugeben.

Collagentensid P

INCI-Bezeichnung:

Decyl Glucoside

Ursprung:

Pflanzlich. Mais liefert die Glucose, die mit Fettalkohol, gewonnen aus nativem Kokos- oder Palmkernöl, zum Tensid umgesetzt wird.

Rohstoffbeschreibung:

Trübe, viskose, wäßrige Lösung.

Einsatzgebiet/Wirkung:

Mildes, nichtionisches Tensid für Duschgele, Shampoos und Reinigungsemulsionen mit einer waschaktiven Substanz von ca. 51 %. Durch die gute Hautverträglichkeit und weiche Schaumbildung sehr gut bei der Herstellung von Kinderpflegeprodukten oder Produkten für empfindliche Haut.

Einsatzkonzentration: 2–40 %

Verarbeitung:

Wasser bzw. bei Reinigungsemulsionen ins fertige Endprodukt. Da Collagentensid P leicht basisch ist, empfiehlt es sich, das fertige Produkt z.B. Shampoo immer noch mit Zitronensaft oder Kalweg leicht sauer einzustellen.

Lagerbedingungen/Haltbarkeit:

Ca. 12 Monate.

Tip/Hinweis:

Da es sich bei Collagentensid P um die pflanzliche Alternative zum Lamepon / Collagentensid handelt, daß man oft in anderen Kosmetikbüchern findet, hier ein Tip wie Sie alte Rezepte weiter herstellen können. Beachten Sie folgendes: Beim Collagentensid P ist die waschaktive Substanz höher, daher muß weniger eingesetzt werden.

Beispiel: bisherige Menge an Collagentensid: z.B. 20 ml mit 0,64 multiplizieren = 12,80 ml neue Menge. Diese 12,80 ml Collagentensid P nun noch mit 7,20 ml Wasser auffüllen um wieder auf die alte Menge von 20 ml zu kommen.

Confonder

INCI-Bezeichnung:

Sucrose Distearate

Ursprung:

Pflanzlich. Das Ausgangsmaterial ist Sucorose und Palmitic Acid aus Palmkernfrüchten und Zuckerrohr. PEG-freier Emulgator

Rohstoffbeschreibung:

Feines, beiges Pulver

Einsatzgebiet/Wirkung:

Ein sehr schöner O/W-Emulgator. Sehr gut für normale bis trockene und SEHR empfindliche Haut geeignet. Besonders gute Erfahrungen haben wir mit dem Confonder bei der Verarbeitung von Harnstoff, Salz aus dem Toten Meer und vielen anderen, sonst etwas problematischen, Wirkstoffen gemacht. Er hat sich auch bei diesen „etwas schwierig" zu verarbeitenden Wirkstoffen gut bewährt und ist stabil geblieben.

Einsatzkonzentration: 6–13 %

Verarbeitung:

Fettphase. Da der Emulgator sowohl öllösliche als auch einen kleinen Teil wasserlösliche Komponenten beinhaltet, sind immer feine Flocken in der Fettphase von den wasserlöslichen Bestandteilen zu sehen. Diese lösen sich aber bei der Zugabe der Wasserphase auf.

Lagerbedingungen/Haltbarkeit:

Vor längerer Sonnenbestrahlung schützen. Ca. 18 Monate.

Tip/Hinweis:

Um eine stabile Emulsion zu erreichen, empfiehlt sich immer neben dem normalen Einsatz von Konsistenzgebern die Zugabe von Cetylalkohol und die Emulsion immer bis auf Handwärme kalt rühren!

Mit dem Confonder ist es nicht möglich, eine größere Menge Fettphase auf Vorrat herzustellen.

Wichtig!

Zutaten der Fettphase vor dem Erwärmen einmal umrühren.

Am besten erst Cetylalkohol mit Öl und evtl. anderen Komponenten einschmelzen und dann erst den Confonder dazugeben.

Fettphase nicht zu hoch erhitzen, da der Confonder sonst verklumpt.

Fettphase sofort mit Wasserphase zu einer Creme/Lotion weiterverarbeiten, nicht wieder erkalten lassen.

Cremaba HT

INCI-Bezeichnung:

Aqua, Caprylic/Capric Triglyceride, Alcohol, Hydrogenated Lecithin, Butyrospermum Parkii., Squalane, Ceramide 3.

Ursprung:

Alle Bestandteile der Cremaba sind natürlichen Ursprungs, d.h. sie werden aus nachwachsenden Rohstoffen gewonnen wie z.B. Soja, Shea-Butter, Oliven- und Palmkernöl.

Rohstoffbeschreibung:

Weiße Creme

Einsatzgebiet/Wirkung:

Die Cremaba dient als Cremegrundlage für kosmetische und dermatologische Anwendungen. Sie besteht aus natürlichen Membranbildnern, die Öle und Wirkstoffe zwischen den Lamellen stabilisieren. Grundlage hierfür bilden hochreine, wertvolle Phospholipide aus Soja.

Einsatzkonzentration:

Die Cremaba kann pur, d.h. ohne Zugabe von weiteren Pflegekomponenten als Creme verwendet werden. Sie ist aber als einfache Cremegrundlage gedacht, in die man nach Wahl, je nach Hauttyp, seine Wirkstoffe und etherischen Öle einarbeiten kann.

Verarbeitung:

Die Zusatz und Wirkstoffe werden bis zu 10 %, je nach gewählten Zusatz- und Wirkstoffen, kalt in die Cremaba eingearbeitet.

Lagerbedingungen/Haltbarkeit:

Als Rohstoff ca. 24 Monate. Nach Einarbeitung der Wirkstoffe ca. vier Wochen.

Tip/Hinweis:

Für eine längere Haltbarkeit Cremaba nach der Einarbeitung der Pflegestoffe konservieren.

Zu Cremaba:

Es gibt eine zweite Variante der Cremaba, diese unterscheidet sich dadurch, daß sie mit Pentylene Glycol hergestellt wird.

Das Pentylene Glycol wirkt als eine weitere Pflegekomponente in der Cremaba und zwar als feuchtigspendende Pflegekomponente.

Die INCI-Bezeichnung dieser **Cremaba-Plus lautet:**

Aqua, Caprylic/Capric Triglyceride, Pentylene Glycol, Hydrogenated Lecithin, Butyrosperum Parkii, Squalane, Ceramide 3.

Auch diese Cremaba ist eine Emulsionsgrundlage für kosmetische und dermatologische Anwendungen.

Da Zao

INCI-Bezeichnung:

Aqua, Propylen Glycol, Jujube Extract

Ursprung:

Pflanzlich. Es handelt sich hierbei um einen propylenglykolischwäßrigen Heißauszug aus getrockneten, chinesischen Datteln. Da Zao gehört zu der Familie der Kreuzdorngewächse.

Rohstoffbeschreibung:

Klare Flüssigkeit. Wird meistens in konservierter Form mit Natriumbenzonat, Kaliumsorbat, Benzoesäure und Sorbinsäure angeboten.

Hauptinhaltstoffe der Früchte:

Polysaccaride, Malonsäure, Zitronensäure, Triterpenoide, Saponine, Flavonoide, Vitamin C, cyclische Adenosinmonophosphat (c-AMP)

Einsatzgebiet/Wirkung:

Kosmetische Hautpflegeprodukte, vor allem Emulsionen für rauhe, empfindliche, gerötete Haut, Hauttonics zur Erfrischung und Kräftigung sowie Haarpflegeprodukte. In der chinesischen Pharmakopoe wird diese Frucht zur Schmerzstillung, Beruhigung, Kühlung und zur Brandwundbehandlung verwendet. Gleichzeitig wirkt die Frucht feuchtigkeitsspendend und stärkt die Widerstandsfähigkeit der Haut.

Einsatzkonzentration: 2–10 %

Verarbeitung:

Wasserphase oder ins fertige Endprodukt

Lagerbedingungen/Haltbarkeit:

Dunkle Gefäße. Ca. 8 Monate.

DHA

INCI-Bezeichnung:

Dihydroxyacetone

Ursprung:

Synthetisch

Rohstoffbeschreibung:

Weißes, feines Pulver mit schwachem, charakteristischem Eigengeruch.

Einsatzgebiet/Wirkung:

In kosmetischen Produkten wie Cremes, Körperlotionen vom Typ O/W und W/O, Gele usw., um eine Bräunung der Haut ohne Sonnenbestrahlung zu erzielen. Die Braunfärbung ist auf eine Reaktion des DHAs mit den Hautproteinen (DHA reagiert mit den Aminosäuren und Aminogruppen des Hautkeratins unter Bildung braun gefärbter Verbindungen) zurückzuführen und findet nur in der oberen Hautschicht statt. Ca. 2 Stunden nach dem Auftragen des kosmetischen Produktes ist eine erste Bräunung zu erkennen. Ein Abwaschen der Färbung ist nicht möglich. Die Bräunung wird wie bei der normalen Sonnenbräunung durch Abstoßen der oberen Hautschuppen schwächer.

Einsatzkonzentration: 2–5 %

Verarbeitung:

In die wäßrige Phase. Der pH-Wert der Formulierung sollte nicht über 7 liegen, da sich ansonsten nach einiger Zeit das DHA abbaut. Es sollten keine Duftstoffe, Collagen, Harnstoff und Proteine mit verarbeitet werden. Auch sollte DHA nicht über 40 °C erhitzt werden.

Lagerbedingungen/Haltbarkeit:

Trocken, ca. 12 Monate.

Tip/Hinweis:

Auch wenn die Haut nach der Verwendung von DHA-haltigen Kosmetikartikeln eine Braunfärbung aufweist, so hat sie, wie bei einer normalen Bräunung durch die Sonne, keinen Eigenschutz gegen UV-Strahlung.

Vor der Verwendung die Haut unbedingt von alten Hautschuppen befreien, z.B. durch ein Peeling, da diese durch DHA nicht mehr gebräunt werden und es so zu keiner gleichmäßigen Bräunung kommen würde.

◼ Distelöl, gepreßt

INCI-Bezeichnung:

Carthamus Tinctorius

Ursprung:

Pflanzlich. Gewonnen wird das Distelöl aus der Färberdistel (Carthamus Tinctorius L.).

Rohstoffbeschreibung:

Die Saat wird gereinigt, mechanisch abgepreßt bis max. 60 °C und anschließend filtriert. Das erhaltene Preßöl ist von goldgelber Farbe und kräftigem, teilweise bitterem Geschmack. Es enthält in vollem Umfang die natürlichen Fettbegleitstoffe (Sterole, Vitamin E, Lecithin etc.)

Einsatzgebiet/Wirkung:

Als Fettkomponente in Emulsionen, aber auch als Rückfetter in Dusch- und Badeformulierungen. Hier ist es geschätzt wegen seines hohen Anteils an Linolsäure. Gerne findet das Öl aber auch Anwendung bei der Zubereitung von Speisen. Hierfür wird aber die raffinierte Qualität aufgrund des besseren Geschmacks bevorzugt.

Einsatzkonzentration: 2–80 %

Verarbeitung:

Fettphase oder als Rückfetter ins fertige Endprodukt.

Lagerbedingungen/Haltbarkeit:

Wie bei jedem Öl empfiehlt es sich auch beim Distelöl, direkt nach dem ersten Öffnen der Flasche etwa 2 % natürliches Vitamin E zuzusetzen, um der Oxidation entgegenzuwirken. Die Haltbarkeit beträgt ca. 24 Monate.

◼ D-Panthenol 75 %

INCI-Bezeichnung:

Panthenol

Ursprung:

Synthetisch

Rohstoffbeschreibung:

Klare, farblose, leicht viskose Flüssigkeit.

Einsatzgebiet/Wirkung:

In Cremes, After-Sun und Kinder/Babypflegeprodukten, Körperlotionen, Antifaltenprodukten usw. sowie in Tensidformulierungen wie Duschgelen und Shampoos. D-Panthenol (Provitamin B₅) spendet der Haut Feuchtigkeit, indem es tief in die unteren Hautschichten eindringt, dort Wasser anzieht und bindet. Die Regeneration angegriffener und der Aufbau neuer Hautzellen wird so unterstützt. Glätte und Geschmeidigkeit der Haut bleiben erhalten.

Panthenol dient der Pflege von spröder Haut, lindert Hautreizungen und Rötungen und unterstützt die Wundheilung. Als hautberuhigender Bestandteil von After-Sun-Produkten mildert es den Sonnenbrand und spendet Feuchtigkeit. In der Haarpflege bewirkt Panthenol eine langandauernde Feuchtigkeitskontrolle. Panthenol schützt das Haar vor zu starkem Austrocknen, besonders beim Fönen, Kämmen oder bei Dauerwellen.

Einsatzkonzentration: 0,5–10 %

Verarbeitung:

Die Einarbeitung erfolgt in das fertige Endprodukt.

Lagerbedingungen/Haltbarkeit:

Mindestens 24 Monate

Echinacea (Sonnenhut)

INCI-Bezeichnung:

Echinacea Angustifolia

Ursprung:

Pflanzlich. Beheimatet ist die Echinacea in Nordamerika und wurde mittlerweile von dort nach Europa importiert und ist nun auch in vielen Gärten wiederzufinden. Echinacea wird in verschiedenen Gewinnungsformen angeboten, z. B. als alkoholischer oder als wäßriger (dem

Blühender Sonnenhut

sogenanntem Preßsaft) Auszug. Zur Herstellung Ihrer Kosmetikartikel würden wir Ihnen, zwecks besserer Wirkung, den Preßsaft empfehlen.

Rohstoffbeschreibung:

Dünnflüssige, rötliche Flüssigkeit.

Einsatzgebiet/Wirkung:

Innerlich wird Echinacea zur Abwehrkräftestärkung bei grippalen Infekten und allgemeinen Schwächezuständen genommen. Dieser Bereich wird auch bei der Herstellung von Kosmetik – Cremes / Lotionen / Haarpflegeprodukten – angesprochen. Die hauteigenen Schutzfunktionen, wie der Säureschutzmantel werden gestärkt und aufgebaut. Trockene, schuppige Haut wird geglättet. Juckreiz wird gemildert und die Hautregeneration gefördert. Die Haut sieht im ganzen wieder frischer und gesünder aus.

Einsatzkonzentration: 2–10 %

Verarbeitung:

Wasserphase oder fertiges Endprodukt.

Lagerbedingungen/Haltbarkeit:

Gut verschlossen halten, ca. 12 Monate. Alkoholische Auszüge bis zu 36 Monaten.

118

Tip/Hinweis:
> Mit Echinacea als Basis lassen sich sehr schöne Masken herstellen.
> Einfach das Wasser durch ca. 50 % Echinacea ersetzten.

Elastinpulver P

INCI-Bezeichnung:
> Hydrolyzed Wheat Protein

Ursprung:
> Ausgangsmaterial für das pflanzliche Elastinpulver ist Weizengluten.
> Das Elastinpulver ist eine Verbindung aus Eiweiß und Zucker, sogenanntes Glykoproteinhydrolysat. Pflanzlich

Rohstoffbeschreibung:
> Weißes, leicht ins gelbliche gehendes Pulver.

Einsatzgebiet/Wirkung:
> Elastinpulver verfügt über eine ausgezeichnete Hautverträglichkeit. Es stabilisiert als biologischer Puffer den Säureschutzmantel der Haut und unterstützt die Erhaltung der natürlichen Haut- und Haarfeuchtigkeit. Eingearbeitet in Duschgelen und Shampoos vermindert es das Irritationspotential anionischer Tenside und macht sie so noch hautverträglicher. In Shampoos verleiht es dem Haar mehr Glanz und Griff. Es verhindert sprödes Haar durch milde Konditionierung und Feuchtigkeitsregulation. Es schützt die Haarstruktur bei/nach chemischen Behandlungen oder zu heißem Fönen.

Einsatzkonzentration:
> Zur besseren Verarbeitung rechnet man eine Messerspitze auf 50 g fertiges Endprodukt.

Verarbeitung:
> Vor der Verarbeitung am besten mit etwas Wasser vorlösen oder in die Wasserphase einarbeiten.

Lagerbedingungen/Haltbarkeit:
> Trocken. Ca. 18 Monate.

Emulsan

INCI-Bezeichnung:
> Methyl Glucose Sequistearate

Ursprung:
> Pflanzlich

Rohstoffbeschreibung:
> Emulsan ist ein nichtionogener PEG-freier Emulgator. Gelbliche Pastillen.

Einsatzgebiet/Wirkung:
> Als pflanzlicher W/O-Emulgator für warmgerührte Emulsionen. Kann für einen breiten pH-Wert-Bereich (3,5–8,5 pH-Wert) in den fertigen Endprodukten verwendet werden. Neben seinen Emulgiereigenschaften weist dieser Rohstoff gleichzeitig hautpflegende Eigenschaften auf.
> Hiermit hergestellte Cremes oder Lotionen vermitteln ein angenehmes, leichtes, glattes Hautgefühl. Daher setzen wir ihn vor allem bei Emulsionen für die empfindliche, trockene und sensible Haut ein.
> Genauso geeignet ist er aber für Rezepte bei fettiger und unreiner Haut. Ein sehr vielseitiger Emulgator.

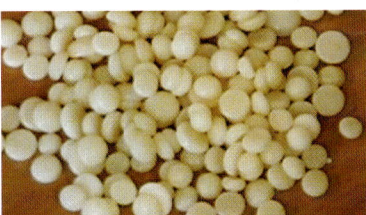

Emulsan Pastillen

Einsatzkonzentration: 2–8 %

Verarbeitung:
> Fettphase

Lagerbedingungen/Haltbarkeit:
> 12 Monate.

Tip/Hinweis:
> Bei diesem Emulgator ist es wichtig, daß während der gesamten Abkühlphase regelmäßig gerührt wird, um eine gleichmäßige, stabile Emulsion zu erhalten.

Eucerin

INCI-Bezeichnung:
Petrolatum, Lanolin Alcohol, Cetearyl Alcohol

Ursprung:
Natürlich, synthetisch, mineralisch

Rohstoffbeschreibung:
Zähe, leicht weißliche Masse, fast ohne Eigengeruch.

Einsatzgebiet/Wirkung:
Hauptsächlich wird Eucerin als wasserfreie Grundlage für die entstehende Emulsionstyp Wasser in Öl eingesetzt. Diese Grundlage zeigt ein ausgezeichnetes Emulgierverhalten und kann mehr als ihr Eigengewicht an Wasser oder wäßrigen Lösungen aufnehmen.

Einsatzkonzentration:
Pur oder als rückfettende Komponente in Emulsionen – dann in die Fettphase einarbeiten.

Verarbeitung:
Siehe Einsatzgebiet/Wirkung

Lagerbedingungen/Haltbarkeit:
Lichtgeschützt. Mindestens 35 Monate.

Tip/Hinweis:
Da es sich hier auch um einen Wollwachsalkohol handelt, werden viele Allergiker von diesem Produkt Abstand nehmen wollen. Aber genau wie beim Lanolin, dem wohl bekanntesten Wollwachsalkohol, ist bei einer Allergie meist nicht das Wollwachs der Allergieauslöser, sondern vielmehr der noch oft in diesen Produkten zu findende Anteil an Pestiziden. Diese gelangen bei der Gewinnung des Fettes aus der Schafwolle mit in die Salbengrundlage. Die Pestizide wiederum gelangen durch die Behandlung der Tiere mit ins „Haarfett". Fragen Sie daher einfach nach, ob das Produkt rückstandskontrolliert ist!

Fibrostimulin P

INCI-Bezeichnung:
Glycerin, Aqua, Glycoproteins

Ursprung:
Es handelt sich hierbei um eine Verbindung aus Zucker und Eiweiß, ein Lektin, das aus der Kartoffel gewonnen wird.

Rohstoffbeschreibung:
Klare Flüssigkeit, die aufgrund ihres schnellen Verfalls vorkonserviert, meist mit Parabenen, angeboten wird.

Einsatzgebiet/Wirkung:
Anwendung findet sie in Cremes, Antifaltenprodukten, Bodylotionen, aber auch Haarpflegeprodukten.
Fibrostimulin stimuliert die Zellen, so daß diese zum Wachstum angeregt werden.
Haupteinsatzgebiet: Faltenglättendes, Feuchtigkeits- der Hautrauhigkeit entgegenwirkendes Mittel.

Einsatzkonzentration: 3–8 %

Verarbeitung:
Ins fertige Endprodukt.

Lagerbedingungen/Haltbarkeit:
Dunkles Gefäß: ca. 18 Monate

Fluidlecithin CM

INCI-Bezeichnung:
Lecithin, Helianthus Annuus, Tocopherol.

Ursprung:
Planzlich. Siehe Liposome. Hier wurden die Lecithine mit Sonnenblumenöl vermischt, um eine bessere Einarbeitung bei der Kosmetikherstellung zu ermöglichen. Um das Fluidlecithin vor dem Verderb zu schützen, wird dem Produkt noch Tocopherol (Vitamin E) beigemischt. Dadurch erhält dieses Produkt eine weitere hautpflegende Komponente.

Rohstoffbeschreibung:
Hochviskose, leicht gelbliche bis bräunliche Flüssigkeit. Sie neigt

dazu, einen Bodensatz zu bilden und bei niedrigeren Temperaturen einzutrüben.

Einsatzgebiet/Wirkung:
Das Fluidlecithin wird vor allem als Emulgator für Emulsionen eingesetzt, die auf dem kaltgerührten Wege hergestellt werden. Es eignet sich auch hervorragend durch seine hautpflegenden Eigenschaften als rückfettende Komponente in Duschbädern, Emulsionen oder Badeölen. Siehe auch Wirkung Liposome.

Einsatzkonzentration:
Als Rückfetter ca. 0,5–1 %. Als Emulgator zwischen 3–20 %.

Verarbeitung:
Fettphase oder ins fertige Endprodukt.

Lagerbedingungen/Haltbarkeit:
Mindestens 12 Monate.

Tip/Hinweis:
Emulsionen, die mit Fluidlecithin CM (CM steht für Cremeemulgator) hergestellt werden, erhalten eine leicht gelbliche Färbung.

Fluidlecithin Super

INCI-Bezeichnung:
Lecithin, Carthamus Tinctorius, Tocopherol

Ursprung:
Pflanzlich – Soja.

Rohstoffbeschreibung:
Im wesentlichen unterscheidet sich das Fluidlecithin Super zum Fluidlecithin CM darin, daß der Anteil an hautpflegendem Cholinphospholipid (PC) höher ist. Das im Fluidlecithin Super enthaltene Lecithin wurde zur besseren Verarbeitung in Distelöl gelöst. Im Gegensatz zu Fluidlecithin CM ist hier die Farbe klar gelblich.

Einsatzgebiet/Wirkung:
Als Emulgator für kaltgerührte Emulsionen und als rückfettende und pflegende Komponente. Auch im Lebensmittelbereich findet das Fluidlecithin Super als Emulgator Anwendung.

Einsatzkonzentration: 0,5–20 %

Verarbeitung:
Fettphase oder ins fertige Endprodukt.

Lagerbedingungen/Haltbarkeit:
Mindestens 12 Monate.

Tip/Hinweis:
Emulsionen, die mit diesem Lecithin hergestellt werden behalten ihre weiße, cremige Farbe.

Fluids

INCI-Bezeichnung:
Vitamin E Fluid
(Aqua, Tocopheryl Acetate, Alcohol denat., Lecithin)
Vitamin A Fluid
(Aqua, Alcohol denat, Arachis Hypogaea, Retinyl Acetate, Lecithin, Tocopherol, Ascorbyl Palmitate, Ascorbic Acid, Citric Acid, Caprylic/Capric Triglyceride)
Weizenkeimöl Fluid
(Aqua, Triticum Vulgare, Alcohol denat., Lecithin, Tocopherol, Ascorbyl Palmitate)
Nachtkerzenöl Fluid
(Aqua, Oenothera Biennis, Alcohol denat, Lecithin, Tocopherol, Ascorbyl Palmitate)

Ursprung:
Pflanzlich, beim Vitamin A und E kommen noch chemische Komponenten hinzu.

Rohstoffbeschreibung:
Fluids sind Kleinstemulsionen und werden hergestellt, indem z.B. fettlösliche Stoffe wie Vitamin E mit Wasser und Lecithin unter extrem hoher Geschwindigkeit zu kleinsten Tröpfchen verarbeitet werden. Die fettlöslichen Wirkstoffe sind nun umkapselt und dadurch wasserlöslich gemacht worden. Dieses ist in der Kosmetikherstellung in zweierlei Hinsicht von großem Vorteil. Erstens ist es durch die Fluids möglich, Gele mit fettlöslichen Substanzen ohne Zusatz von Emulgatoren herzustellen.

Zweitens werden empfindliche Wirkstoffe wie Nachtkerzenöl, Vitamin A und Weizenkeimöl durch die Verkapselung in Fluids vor dem Abbau durch Oxidation geschützt. So behalten die Inhaltsstoffe ihre volle Wirkung und steigern so das Leistungsvermögen jeder Creme.
Die Fluids sind dünnflüssige Substanzen, die je nach Inhalt leicht gelblich sein können.

Einsatzgebiet/Wirkung:
Sonnenschutzprodukte ohne Emulgator – besonders wichtig bei der sogenannten „Mallorca-Akne". Hautpflegeprodukte aller Art. Die Fluids sorgen dafür, daß die Hautfeuchtigkeit verbessert wird. Dadurch wird die Elastizität und die Spannkraft der Haut unterstützt und so der Faltenbildung vorgebeugt.

Einsatzkonzentration: 2–5 %
Verarbeitung:
Die Fluids werden in das fertige Endprodukt eingearbeitet.

Lagerbedingungen/Haltbarkeit:
Das Produkt sollte über einen längeren Zeitraum keinen Temperaturen über 25 °C ausgesetzt werden. Auch empfiehlt sich ein Schutz vor Frost.
Die Haltbarkeit liegt zwischen 12–18 Monaten.

Tip/Hinweis:
Bei höheren Dosierungen können die Fluids austrocknend auf die Haut wirken.

Gelbildner PNC 430

INCI-Bezeichnung:
Sodium Carbomer

Ursprung:
Synthetisch

Rohstoffbeschreibung:
Feines, weißes Pulver, das sehr hygroskopisch ist.

Einsatzgebiet/Wirkung:
Bei der Herstellung von Cremes, Masken, Packungen und Lotionen wird der Gelbildner als Verdickungsmittel und als Stabilisator eingesetzt.

Einsatzkonzentration: 0,1–1,5 %
Verarbeitung:
Wir empfehlen, den Gelbildner in die Wasserphase einzuarbeiten, da er sich dort am besten löst. Es ist aber auch möglich, ihn in eine fertige Emulsion nachträglich einzuarbeiten. Hier ist es aber schwierig, diesen klumpenfrei einzuarbeiten.

Lagerbedingungen/Haltbarkeit:
Trocken! ca. 24 Monate.

Tip/Hinweis:
Möchten Sie eine Emulsion nachträglich andicken, so dicken Sie mit dem Gelbildner erst etwas Wasser stark an und geben dann so den Gelbildner nachträglich hinzu. Um ein dickes Gel z. B. als Maskengrundlage zu erhalten, empfiehlt es sich, den Gelbildner in Wasser einzustreuen und ein paar Minuten quellen zu lassen, um eine klumpenfreie Gelbasis zu erhalten.

Gelee Royale

INCI-Bezeichnung:
Royal Jelly

Ursprung:
Tierisch,
Futtersaft der Bienenkönigin.

Rohstoffbeschreibung:
Bei Gelee Royale handelt es sich um ein Naturprodukt mit hohen Eiweißanteilen, verschiedenen Kohlehydraten und Fettsäuren. Besonders interessant ist der Anteil an trans-Hydroxydecensäure. Der Rohstoff erinnert vom Aussehen her an Honig. Wird er als Nahrungsergänzungsmittel eingenommen, so schmeckt er säuerlich.

Einsatzgebiet/Wirkung:
In Cremes, Packungen, Lotionen usw. Dem Gelee Royale wird eine Belebung der Haut nachgesagt.

Die Haut wird vitalisiert und gestrafft.

Besonders gerne wird Gelee Royale in Produkten für empfindliche, irritierte, aber auch großporige Haut eingesetzt.

Einsatzkonzentration: 0,5–2 %

Verarbeitung:

In die wäßrige Phase oder ins fertige Endprodukt.

Lagerbedingungen/Haltbarkeit:

Nicht länger als einige Tage über 18 °C lagern. Im Kühlschrank hält sich das Produkt einige Monate.

Tip/Hinweis:

Gelee Royale nicht über 37 °C erwärmen, da dann der Eiweißanteil zu gerinnen beginnt. Wird in ein fertiges Produkt zu viel Gelee Royale eingearbeitet so kann sich die Emulsion verflüssigen oder sogar trennen.

Achten Sie bei der Entnahme darauf, daß Sie das Produkt nicht verunreinigen, da es sehr schnell zum Verderb neigt.

Glycerin

INCI-Bezeichnung:

Glycerin

Ursprung:

Glycerin kann sowohl pflanzlichen, tierischen oder auch petrochemischen Ursprungs sein. Es wird vor allem auf natürlichem Wege aus den Fettsäuren z.B. von Sojabohnen, Kokosnüssen, verschiedenen Getreidearten, aber auch aus tierischem Talg gewonnen.

Rohstoffbeschreibung:

Klare, etwas dickflüssige Substanz, die beim Kosten leicht an Zucker erinnert.

Einsatzgebiet/Wirkung:

In kosmetischen Produkten wird Glycerin vor allem als Feuchthaltemittel eingearbeitet. Es ist sowohl zur Verarbeitung in Handpflegeprodukten als auch in hochwertigen Pflegeemulsionen

wie Gesichtscremes bestens geeignet. Produkte, die mit Glycerin hergestellt werden vermitteln ein angenehm weiches Hautgefühl und unterstützen die Haut in der Erhaltung der Hautfeuchtigkeit.

Einsatzkonzentration: 0,5–10 %

Verarbeitung:

Wasserphase oder ins fertige Endprodukt.

Lagerbedingungen/Haltbarkeit:

Mindestens 35 Monate.

Grüner Tee

INCI-Bezeichnung:

Camelia Oleifera

Ursprung:

Pflanzlich.

Der grüne Tee stammt von derselben Pflanze wie der schwarze Tee und unterscheidet sich von diesem nur dadurch, daß er nicht fermentiert, also nicht chemisch verändert wurde. Nach dem Dämpfen wird der Tee sofort sprühgetrocknet und erfährt damit eine sehr gute Wasserlöslichkeit, die für die Einarbeitung in kosmetische Produkte von Vorteil ist. Nicht konserviert.

Rohstoffbeschreibung:

Feines, grünliches oder bräunliches Pulver

Einsatzgebiet/Wirkung:

Allgemein für pflegende Kosmetik, Haarpflegeprodukte, Zahn- und Mundpflege sowie Deodorantien. Die Haupteigenschaften sind: hohes Antioxidationspotential, entzündungswidrig. Regeneriert geschädigte Haut z.B. bei Sonnenbrand oder nach einem schlechten Hautbild wie Akne, Ekzeme usw., wirkt adstringierend, desodorierend und tonisierend. Übt allgemein eine Zellschutzfunktion aus. Studien haben sogar gezeigt, daß grüner Tee in einer Einsatzkonzentration ab 2 % in der Lage ist, geschädigte DNA wieder zu reparieren.

Einsatzkonzentration: 0,02–5 %
Verarbeitung:

Wegen der besseren Löslichkeit am besten in die Wasserphase oder in etwas Wasser gelöst ins fertige Endprodukt geben.

Lagerbedingungen/Haltbarkeit:

Trocken lagern. 12 Monate

Tip/Hinweis:

Arbeiten Sie in die Wasserphase etwas Vitamin C mit ein, so behält die fertige Emulsion ihre schöne grüne Farbe, ohne nach kurzer Zeit braun zu werden.

■ Haferkleie (Oat bran)

INCI-Bezeichnung:

Avena Sativa

Ursprung:

Pflanzlich. Haferkleie wird aus den Randschichten, dem Keim und den äußeren Schildchen des Mehlkorns des hydrothermisch behandelten Haferkernes hergestellt.

Gemahlene Haferkleie

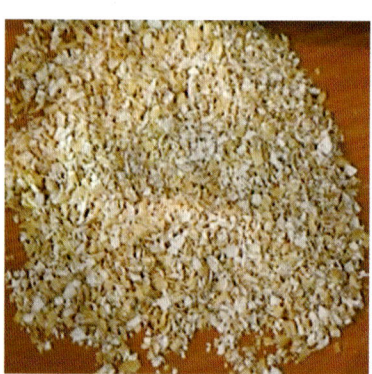

Rohstoffbeschreibung:

Erinnert an ganz fein gemahlene Sägespäne mit unterschiedlich runder Körnung und einer Farbe, die von hellgelb bis hin zu bräunlich tendiert.

Einsatzgebiet/Wirkung:

Besonders bei angespannter und gestreßter Haut, aber auch bei Hautunreinheiten haben wir die besten Erfahrungen mit Haferkleie gemacht. Der hohe Proteingehalt, Vitamin B_1, dem reichhaltigen Angebot an Mineralstoffen wie zum Beispiel Calcium, Phosphor, Eisen und Mangan verdanken wir die positiven Wirkungen der Haferkleie. Besonders schöne Ergebnisse haben wir bei der Herstellung von Masken mit Haferkleie gemacht. Masken, die mit Haferkleie hergestellt sind, vermitteln ein weiches, angenehmes Hautgefühl. Die Haut sieht spürbar glatter und frischer aus, da Haferkleie unter anderem für eine gute Bindung der Hautfeuchtigkeit sorgt.

Einsatzkonzentration:

Bei Masken ca. 5–7 g
auf 100 ml fertige Maske.

Verarbeitung:

Die Haferkleie wird bei der Herstellung von Masken direkt ins fertige Endprodukt gegeben und gut untergerührt. In Cremes und Lotionen empfiehlt es sich, „Haferkleienwasser" als Wasserphase zu nehmen.

Herstellung des Haferkleienwassers:

10 g Haferkleie mit 60 ml lauwarmem Wasser vermischen, ca. $1/2$ Stunde stehen lassen, ab und zu umrühren und dann abfiltern.

Lagerbedingungen/Haltbarkeit:

Trocken. Ca. 18 Monate.

■ Hagebuttenkernöl (Rosa Mosqueta)

INCI-Bezeichnung:

Rosa Canina

Ursprung:

Pflanzlich. Die Hagebutte ist eines der zahlreichen Rosen- oder auch Heckenrosengewächse.

Rohstoffbeschreibung:

Öl mit heller, manchmal leicht gelblicher Färbung, fast geruchlos.

Einsatzgebiet/Wirkung:
Durch seinen hohen Anteil an ungesättigten Fettsäuren wie Linol- und Linolensäure, je nach Ernte bis zu 80 %, findet es Anwendung in Körperlotionen, Cremes aber auch Haarpflegeprodukten. Hier vor allem in Produkten, die zur Pflege von empfindlicher, pflegebedürftiger und trockener Haut hergestellt werden.

Einsatzkonzentration: 10–60 %

Verarbeitung:
Fettphase

Lagerbedingungen/Haltbarkeit:
Lichtgeschützt. Ca. 24 Monate.

Tip/Hinweis:
Damit das Öl nicht ranzig wird, empfiehlt es sich, die Flasche direkt nach dem ersten Öffnen mit ca. 2 % natürlichem Vitamin E als Antioxidanz zu versetzen.

Hamamelisextrakt

INCI-Bezeichnung:
Propylene Glycol, Hamamelis Virginana.

Ursprung:
Pflanzlich. Bei dem Hamamelisextrakt handelt es sich um einen propylenglycolischen Auszug.

Rohstoffbeschreibung:
Dünnflüssige, braune Flüssigkeit.

Einsatzgebiet/Wirkung:
Als Pflegekomponente in Duschgelen, Babyprodukten, Sonnenschutz- und After-Sun-Produkten, Cremes, Gesichtswässer und Bodylotionen.
Die Hauptwirkstoffe des Hamamelisextraktes sind: Gerbstoffe wie Hamamelitannin und Ellagtannin, etherisches Öl, Flavonoide und Gallussäure. Vor allem wird es wegen folgender Wirkungen geschätzt: Es wirkt entzündungshemmend, kühlend, schmerz- und juckreizstillend, adstringierend. Daher wird es gerne bei leichten Hautverletzungen, Hautentzündungen, Krampfaderbeschwerden, Sonnenbrand, rissiger, großporiger und spröder Haut eingesetzt.

Einsatzkonzentration: 0,5–10 %

Verarbeitung:
Fertiges Endprodukt

Lagerbedingungen/Haltbarkeit:
Lichtgeschützt. Ca. 12 Monate. Nicht länger als nötig Temperaturen über 30 °C aussetzen.

Tips/Hinweise:
Emulsionsprodukte wie Cremes oder Körperlotionen erhalten durch das Hamamelisextrakt eine leichte Braunfärbung.

Hamameliswasser

INCI-Bezeichnung:
Hamamelis Virgina

Ursprung:
Pflanzlich. Das Hamameliswasser wird durch Wasserdampfdestillation gewonnen.

Rohstoffbeschreibung:
Klare Flüssigkeit, die aufgrund ihrer schnellen Verderblichkeit mit einem Parabengemisch leicht vorkonserviert wird.

Einsatzgebiet/Wirkung:
Es kann pur als Wasserphase in jede Emulsion eingearbeitet werden.
Hamamelis wirkt auf die Haut widerstandsfördernd, es soll die Wundheilung fördern und wirkt straffend. Für sensible, empfindliche, aber auch großporige Haut zu empfehlen. Siehe auch Wirkung bei Hamamelisextrakt.

Einsatzkonzentration: 5–100 %

Verarbeitung:
Als Wasserphase oder pur als Gesichtswasser.

Lagerbedingungen/Haltbarkeit:
Dunkles Gefäß. Ca. 8 Monate.

Tip/Hinweis:
Das Produkt sollte hitzeschonend verarbeitet werden. Daher nicht über einen längeren Zeitraum über 65 °C erwärmen.

▪ Harnstoff

INCI-Bezeichnung:
Urea
Ursprung:
Meist synthetisch, kann aber auch natürlichen Ursprungs sein, Urin.
Rohstoffbeschreibung:
feines, kristallines Pulver, das an feines Salz erinnert.
Einsatzgebiet/Wirkung:
Bei unreiner, trockener und verhornter Haut. Vor allem in Cremes, Lotionen, Masken, aber auch in Reinigungsformulierungen und Peelings.
Sehr gute Erfolge hat man mit Harnstoff bei Schuppenflechte, Akne und Neurodermitis erzielt. Die wichtigsten Wirkstoffeigenschaften sind: Erhöhung der Hautfeuchtigkeit sowie ein schuppenlösender Effekt, juckreizstillend, antimikrobiell, keratolytisch, penetrationsfördernd und ein hohes Wasserbindevermögen. Ab einer Einsatzkonzentration von 3 % wird der Talgabfluß der Haut gefördert, was besonders bei unreiner Haut von Vorteil ist.
Einsatzkonzentration: 0,5–5 %.
Verarbeitung:
Wasserphase oder nach einer Auflösung in etwas Wasser wird es dann in das fertige Endprodukt eingearbeitet.
Lagerbedingungen/Haltbarkeit:
Bei trockener Lagerung bis zu 5 Jahren.
Tips/Hinweise:
Manche Emulsionen neigen bei der Einarbeitung von Harnstoff dazu, zu verdünnen. Daher empfiehlt es sich, bei bisher nicht getesteten Emulsionen erst einmal eine geringe Dosis Harnstoff einzuarbeiten, um die Stabilität der Emulsion zu prüfen.

▪ Haselnußöl

INCI-Bezeichnung:
Corylus Avellana
Ursprung:
Pflanzlich. Die Haselnuß findet ihren Ursprung vor allem in Südeuropa.
Die heute hier auf dem Markt erhältlichen Haselnußöle stammen aus Frankreich, Spanien oder der Türkei. Gewonnen wird das Öl durch Pressung der schalenfreien Nüsse.
Rohstoffbeschreibung:
Das reine, gepreßte Öl hat eine goldgelbe Farbe und besitzt einen produkttypischen nussigen Eigengeruch. Ab einer Temperatur unter 20 °C neigt das Öl dazu, leicht zu erstarren.
Einsatzgebiet/Wirkung:
Haselnußöl ist sowohl als Speiseöl als auch als pflegendes Öl zur Herstellung von Kosmetika geeignet. Der hohe Anteil an ungesättigten Fettsäuren macht es besonders für kosmetische Produkte interessant, die gegen fahle, erschlaffte und trockene Haut hergestellt werden. Kosmetikprodukte wie Cremes, Antifaltenprodukte oder Körperlotionen weisen eine gute Verteilbarkeit und Aufnahme durch die Haut auf.
Einsatzkonzentration: 1–60 %.
Verarbeitung:
Fettphase, oder in einem geringen Anteil als rückfettende Pflegekomponente ins fertige Endprodukt.
Lagerbedingungen/Haltbarkeit:
Vor Lichteinfall schützen.
Mindestens 12 Monate.
Tip/Hinweis:
Um das Öl gegen Ranzidität zu schützen, empfiehlt es sich, die Flasche direkt nach dem ersten Öffnen mit ca. 2 % natürlichem Vitamin E als Antioxidanz zu versetzen.

Heilerde

INCI-Bezeichnung:
Heilerde. Zu diesem Zeitpunkt gibt es für Heilerde noch keine INCI.

Ursprung:
Natürlich. Naturreiner Löß.

Rohstoffbeschreibung:
Heilerde wird in verschiedenen Formen angeboten. Pulverisiert oder als Schlamm. Auch gibt es die Heilerde in verschiedenen Farben, zum Beispiel weiß oder braun.

Einsatzgebiet/Wirkung:
Seit jeher wird Heilerde in Form von Packungen, Verbänden oder Umschlägen angewandt. In der Heilerde findet man zahlreiche Mineralien und Spurenelemente, wie z.B. Kupfer, Zink, Selen, Kobalt, Kieselsäure usw. Das breite Spektrum macht auch ein breites Einsatzgebiet möglich. Im kosmetischen Bereich wird es vor allem für Hautkrankheiten wie Ekzeme, Furunkel, Akne sowie entzündliche Wunden, Hautausschläge und übermäßige Talgproduktion eingesetzt.

Weitere Einsatzgebiete sind:
Entzündungen der Gelenke und Wirbelsäule, Weichteilrheumatismus.
Heilerde hemmt Entzündungen, sie fördert die Durchblutung der Haut und regt den Stoffwechsel an.

Einsatzkonzentration:
Pur als Packungen oder Umschlag. In kosmetischen Produkten zwischen 0,2–3 %.

Verarbeitung:
Pulver am besten in die Wasserphase, oder mit Wasser vorgelöst, ins fertige Endprodukt geben.

Lagerbedingungen/Haltbarkeit:
Pulver trocken lagern. Je nach Packungsaufdruck.

Hyaluronsäure

INCI-Bezeichnung:
Sodium Hyaluronate

Ursprung:
Synthetisch oder falls natürlich, dann aus Hahnenkämmen.
Hyaluronsäure ist eine hochmolekulare Substanz aus der Gruppe der Glucosaminoglycane. Die Disaccharideinheit besteht aus je einem Molekül Glucuronsäure und N-Acetylglucosamin. Hyaluronsäure kommt als physiologischer Bestandteil der interzellulären Grundsubstanz des Bindegewebes, der Glaskörperflüssigkeit des Auges und der Gelenkflüssigkeit vor.

Rohstoffbeschreibung:
Feines, weißes Pulver

Einsatzgebiet/Wirkung:
In der interzellulären Grundsubstanz füllt die stark hydratisierte Hyaluronsäure den Raum zwischen den collagenen und elastischen Fasern und den Zellen aus. Sie ist wesentlich für die viskoelastischen Eigenschaften dieses Gewebes verantwortlich. Daher wird die Hyaluronsäure vor allem als Rohstoff im „Kampf" gegen Falten und extrem trockene, feuchtigkeitsarme Haut eingesetzt. Die Hyaluronsäure erzeugt auf der Haut einen unsichtbaren und nicht spürbaren Film, der für Geschmeidigkeit, Elastizität und gesunde Spannkraft sorgt.

Einsatzkonzentration:
0,01 % bis 1 %. Zur Vereinfachung rechnet man am besten eine Messerspitze auf 50 g fertiges Endprodukt.

Verarbeitung:
Wasserphase oder in das fertige Endprodukt. Auf jeden Fall soll die Verarbeitungstemperatur von 70 °C nicht überschritten werden. Wird die Hyaluronsäure in das fertige Endprodukt eingearbeitet, so muß das Pulver in ein

paar Tropfen Wasser vorgelöst werden.

Lagerbedingungen/Haltbarkeit:
Trocken. Ca. 36 Monate.

Isopropylalkohol

INCI-Bezeichnung:
Isopropyl Alcohol
Ursprung:
Ist ein synthetisch gewonnener, einwertiger Alkohol.
Rohstoffbeschreibung:
Farblose, brennbare Flüssigkeit mit leicht stechendem Alkoholgeruch.
Einsatzgebiet/Wirkung:
Als Lösungsmittel für Harze und zur Herstellung technischer und kosmetischer Sprays, Haargele, Fönlotionen, Reinigungsmittel u.v.m.
Einsatzkonzentration:
Pur oder je nach Einsatzkonzentration zwischen 0,5–90 %
Haltbarkeit:
Fast unbegrenzt
Tip/Hinweis:
Durch den starken Eigengeruch des Produktes sollte es nicht zur Herstellung von Parfüms verwendet werden. Wir setzen es vor allem zur Desinfizierung unserer Cremedosen, Spatel usw. ein.

Johanniskrautöl

INCI-Bezeichnung:
Arachis Hypogaea, Hypericume Perforatum, Ascorbyl Palmitat, Tocopherol
Ursprung:
Pflanzlich. Mittlerweile sind die schönen gelben Blüten des Johanniskrautes schon in vielen einheimischen Gärten anzutreffen.
Der Wirkstoff aus den Blüten wird durch kalte Mazoration der Blüten in Öl, meist Erdnußöl, gewonnen. Hierzu werden die Blüten mit dem Öl übergossen bis diese bedeckt sind. Nach einigen Tagen Lagerung sind die Wirkstoffe in das Öl übergegangen. Bei gutem Öl wird dieser Vorgang mit dem so gewonnenen Öl und mit neuen Blüten noch einmal wiederholt.
Zur besseren Stabilität wird das Johanniskrautöl meist mit natürlichem Vitamin E gegen das Ranzigwerden geschützt. Die Hauptwirkstoffe des Johanniskrautes sind: Hypericin, Gerbstoffe und etherische Öle.
Rohstoffbeschreibung:
Dickflüssiges, leicht rötliches Öl mit einem leicht nussigen Aroma.
Einsatzgebiet/Wirkung:
Haut- und Haarpflege. Bekannt ist Johanniskraut wohl vor allem für seine stimmungsaufhellende Wirkung bei Depressionen, wenn es innerlich eingenommen wird. Im Bereich der Körperpflege wird es vor allem für folgende Wirkungen geschätzt:
Förderung der Wundheilung (Epithelisierung), Durchblutungsförderung und Entzündungshemmung. Linderung bei: Quetschungen, Sonnenbrand, Rheuma, Blutergüssen, trockener – rauher – juckender Haut, nervösen Hautzuständen u.v.m.
Einsatzkonzentration: 0,5–20 %
Verarbeitung:
In die Fettphase. Bei diesem Einsatz wird ein Teil des „normalen" Öls z.B. Mandelöl gegen Johanniskrautöl ausgetauscht. Oder als Wirkstoff in das fertige Endprodukt.
Lagerbedingungen/Haltbarkeit:
Lichtgeschützt. Mindestens 12 Monate

Jojobaöl

INCI-Bezeichnung:
Buxus Chinensis
Ursprung:
Pflanzlich. Der Jojobastrauch wächst in den trocken-heißen Gebieten der Erde, wie Südkalifornien und Nordmexiko.

Jojobastrauch mit Frucht

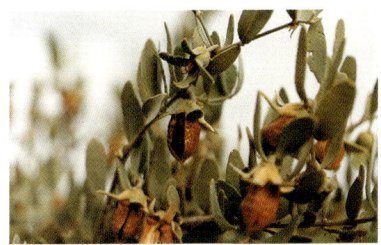

Die Kakaobutter wird in pulverisierter Form, aber auch in „Brocken" angeboten.

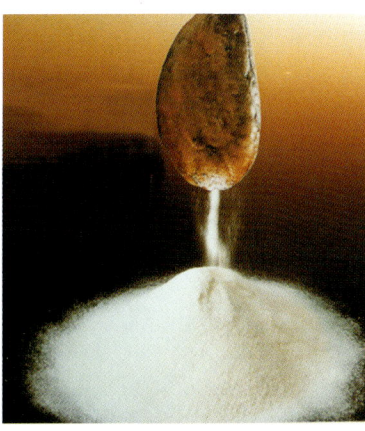

Pulverisierte Kakaobutter

Das Öl wir durch Pressung des Samens des bis zu 3 m hoch werdenden Jojobastrauches gewonnen.

Rohstoffbeschreibung:

Bei Lagerung unter Raumtemperatur neigt das ansonsten klare, leicht viskose Öl dazu, zu erstarren, da dieses Öl chemisch gesehen ein Wachs ist.

Einsatzgebiet/Wirkung:

In kosmetischen Formulierungen, die zur Pflege von trockener, empfindlicher Haut dienen. In Kosmetikprodukten wird es besonders durch seinen hohen Anteil an hautpflegenden Gadoleinsäuren geschätzt.

Einsatzkonzentration: 5–40 % .

Verarbeitung:

Fettphase. Evtl. empfiehlt es sich, die gesamte Flasche bei Erstarrung des Öls vor Gebrauch in einem Wasserbad zur besseren Verarbeitung zu erwärmen.

Lagerbedingungen/Haltbarkeit:

ca. 24 Monate

Tip/Hinweis:

Dieses Öl eignet sich nicht zur Herstellung von Badeölen oder zum Anrichten von Speisen.

▪ Kakaobutter

INCI-Bezeichnung:

Theobroma Cacao

Ursprung:

Pflanzlich. Kakaobutter ist das durch Pressung und anschließende Filtration gewonnene Fett aus den schalenfreien vermahlenen Samen von Theobroma Cacao L.

Einsatzgebiet/Wirkung:

Kakaobutter wird als Konsistenzgeber mit hautpflegenden Eigenschaften verwendet. Kakaobutter steht seit jeher für eine samtweiche Haut. Es kann für alle Arten von Emulsionen verwendet werden. Weitere Einsatzgebiete sind die Haarpflege oder der Lebensmittelbereich.

Einsatzkonzentration:

Je nach gewünschter Festigkeit zwischen 5–35 %.

Verarbeitung:

Fettphase

Lagerbedingungen/Haltbarkeit:

Das Produkt sollte keinen Temperaturen über 35 °C vor der Verarbeitung ausgesetzt werden, da es bei diesen Temperaturen anfängt, zu schmelzen.

Mindestens 18 Monate

Tip/Hinweis:

Wird die Kakaobutter auch in Lebensmittelqualität angeboten, so läßt sich mit ihr hervorragend Kuvertüre herstellen.

Emulsionen, die mit Kakaobutter hergestellt wurden, neigen dazu, nach ein paar Tagen noch etwas nachzudicken.

Kieselsäure

INCI-Bezeichnung:
   Silica
Ursprung:
   Natürlich oder synthetisch. Kommt in praktisch allen natürlichen Gewässern sowie in der Körperflüssigkeit von Mensch, Pflanze und Tier vor. Für die Kosmetik und den Lebensmittelbereich wird die amorphe Kieselsäure (synthetisch) eingesetzt.
Rohstoffbeschreibung:
   Feines, weißes Pulver
Einsatzgebiet/Wirkung:
   In kosmetischen Emulsionen, aber auch im Lebensmittelbereich. Im kosmetischen Bereich wird es sehr gerne bei trockener, feuchtigkeitsarmer Haut eingearbeitet. Die Kieselsäure ist ein sehr schöner Filmbildner, der die Haut vor dem Austrocknen schützt. Gleichzeitig sorgt sie in den Emulsionen dafür, daß diese zusätzlich an Stabilität gewinnen.
Einsatzkonzentration: 0,1–5 %
Verarbeitung:
   Um eine Klümpchenbildung zu vermeiden, empfiehlt es sich, das Pulver in etwas Wasser vorzulösen.
Lagerbedingungen/Haltbarkeit:
   Trocken, ca. 18 Monate

Klettenwurzelöl

INCI-Bezeichnung:
   Arctium Lappa
Ursprung:
   Pflanzlich. Das Klettenwurzelöl wird aus der Pfahlwurzel der Arctium Lappa L. gewonnen, indem die Wurzel getrocknet, pulverisiert und anschließend in pflanzlichem Neutralöl (Fettsäureester) aufgearbeitet wird.
Rohstoffbeschreibung:
   Dickflüssiges, meist klares Öl mit leichtem Eigengeruch.
Einsatzgebiet/Wirkung:
   In der Volksmedizin und Kosmetik findet die Klette eine vielseitige Anwendung, z.B. bei Rheuma, Gicht, Hautausschlägen. Wesentlich weiter verbreitet ist die Anwendung des Klettenwurzelöls zur Anregung des Haarwachstums bei Alopezie und trockener Seborrhea. Klettenwurzeln enthalten chemische Polyacetylenverbindungen, die zuverlässig Bakterien und verschiedene Schimmelpilze vernichten. Daher wird es in der Kosmetik bei Haarausfall und Schuppenbildung benutzt. Bei stärkerer Hautfettung kann man sie auch in ein Gesichtswasser einarbeiten.
Einsatzkonzentration: 1–30 %
Verarbeitung:
   Fettphase oder ins fertige Endprodukt
Lagerbedingungen/Haltbarkeit:
   Dunkles Gefäß, 12 Monate.

Kokosöl

INCI-Bezeichnung:
   Cocos Nucifera
Ursprung:
   Pflanzlich. Hauptanbaugebiet der Kokospalme sind die Phillippinen, Indonesien und Indien. Das in der Kokosnuß vorkommende Endosperm (Kopra) enthält ca. 60 % Öl, das durch mechanische Pressung gewonnen wird.
Rohstoffbeschreibung:
   Bei Raumtemperatur neigt das Öl dazu, fest zu werden. Es ist fast neutral im Geruch und Geschmack und besitzt einen hohen Anteil an Palmitinsäure und Laurinsäure.
Einsatzgebiet/Wirkung:
   Das Öl zeichnet sich besonders durch seine kurzkettigen Fettsäuren und seinen vergleichsweise hohen Schmelzpunkt aus.

Es findet Anwendung als Öl in Cremes, Haarpflegeprodukten, Sonnenschutz-, Apres-Produkten u.v.m., die für rauhe, trockene, spröde und allgemein pflegebedürftige Haut hergestellt werden.

Einsatzkonzentration: 3–80 %

Verarbeitung:
Fettphase

Lagerbedingungen/Haltbarkeit:
Lichtgeschützt. Mindestens 36 Monate

Tip/Hinweis:
Um das Öl wieder fließfähig zu bekommen, empfiehlt es sich, die gesamte Flasche vor Gebrauch in einem Wasserbad zu erwärmen. Ein sehr schönes Öl zur Herstellung von Massageölen. Nicht so geeignet ist das Öl zur Herstellung von Badeölformulierungen. Probieren Sie es einmal mit ein paar Tropfen Parfümöl als Haaröl bei stumpfem, glanzlosem Haar.

Kosmetisches Haarwasser 95 %

INCI-Bezeichnung:
Alcohol, Panthenol, Parfüm

Ursprung:
Pflanzlich und synthetisch.

Rohstoffbeschreibung:
Klare Flüssigkeit mit alkoholischem und leicht! parfümartigem Geruch.

Einsatzgebiet/Wirkung:
Durch die Zugabe von Parfüm und D-Panthenol in reinen Alkohol erhält man einen „vergällten" Alkohol (kosmetisches Haarwasser), der wesentlich preisgünstiger ist als reiner Weingeist.
Kosmetisches Haarwasser können Sie zur Herstellung von Parfüms, Deos, Raumsprays, Gesichtswässer usw. verwenden. Bei der Herstellung von kosmetischen Produkten wie Reinigungsemulsionen oder After-Shaves fügen Sie Ihrem Produkt gleichzeitig eine Pflegekomponente, D-Panthenol (Provitamin B_5), hinzu.

Einsatzkonzentration: 0,1–90 %

Lagerbedingungen/Haltbarkeit:
Gut verschlossen lagern.

Tip/Hinweis:
Genau wie der Isopropylalkohol kann das kosmetische Haarwasser zur Reinigung der Geräte zur Herstellung Ihrer selbstgemachten Kosmetik verwendet werden. Sie können das kosmetische Haarwasser pur oder in einer 70%igen Verdünnung zur Reinigung einsetzen.

Kräutertees

Ursprung:
Pflanzlich

Rohstoffbeschreibung:
Getrocknete Pflanzenteile (Drogen).

Einsatzgebiet/Wirkung:
Wir haben festgestellt, daß sich verschiedene Kräutertees hervorragend zur Weiterverarbeitung in kosmetische Produkte eignen.
Suchen Sie sich einfach einen Tee mit den Kräutern aus, die Sie sonst z.B. als Extrakte hätten zugeben wollen. Wir haben die Teeaufgüsse oft auch einfach als zusätzlich unterstützende Komponente in Cremes, After-Shaves, Duschgele u.v.m. eingearbeitet.

Einsatzkonzentration:
Die besten Erfolge haben wir mit Kräutertees gemacht, die nach der klassischen Methode zubereitet wurden. Nehmen Sie ca. 4 Teelöffel Kräutertee und übergießen diese mit 60 ml heißem, nicht mehr kochendem Wasser. Nicht im Beutel oder Tee-Ei aufgießen. Etwa 10 Minuten ziehen lassen und dann abfiltern.

Verarbeitung:
Der abgefilterte Sud wird als Wasserphase verwendet.

Lagerbedingungen/Haltbarkeit:
Teedroge vor Sonneneinstrahlung schützen, trocken lagern. Die Haltbarkeit entnehmen Sie bitte der jeweils gewählten Teedroge.

Lamecreme

INCI-Bezeichnung:
Hydrogenated Palm Oil Glycerides, Hydrogenated Tallow, Glycerid Citrate.

Ursprung:
Teils pflanzlich (Kokos-, Palmkernöl), Citronensäure und teils tierisch (Talg)

Rohstoffbeschreibung:
Etwa erbsengroße, etwas plattere Kügelchen (Pastillen), die leicht ins gelbe gehen.

Einsatzgebiet/Wirkung:
Ein hervorragender Emulgator für O/W-Cremes und Bodylotionen. Ein sehr schöner Emulgator für jeden Hauttyp, der, richtig dosiert, keinen glänzenden Film hinterläßt und daher auch bei fettiger Haut geeignet ist.
Mit diesem Emulgator hergestellte Cremes und Lotionen vermitteln ein angenehm glattes Hautgefühl und wirken entspannend und pflegend auf die Haut.

Einsatzkonzentration: 5–10 %.

Verarbeitung:
Wird in der Fettphase mit eingeschmolzen.

Lagerbedingungen/Haltbarkeit:
Bei Temperaturen über 30 °C können die Pastillen miteinander verschmelzen, daher vor erhöhter Temperatur schützen. Ca. 18 Monate.

Lanolin

INCI-Bezeichnung:
Lanolin oder Lanolin, Aqua, Paraffin je nachdem, um was für ein Lanolin es sich handelt.

Ursprung:
Tierisch. Lanolin wird aus dem Sekret der Talgdrüsen von

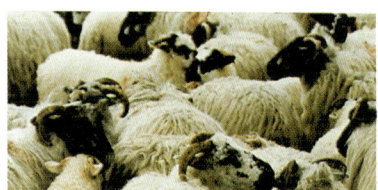

Schafen gewonnen. Das Sekret wird aus der Wolle nach dem Scheren produziert.
Damit es besser verarbeitet werden kann, wird Lanolin oft als Gemisch angeboten. Hierzu wird das gereinigte Sekret mit Wasser und flüssigem Paraffin vermischt. Sollte keine Mischung vorliegen, so ist oft der Vermerk „Wasserfrei" auf dem Produkt zu finden.

Rohstoffbeschreibung:
Harte, aber streichfähige, gelbe Masse, die an kalten Honig erinnert.

Einsatzgebiet/Wirkung:
Durch seine Fähigkeit ca. die gleiche Menge an Wasser sowie verschiedene Zusatz- und Wirkstoffe aufnehmen zu können, eignet es sich als Grundlage zur Herstellung von Salben und Cremes. Da Lanolin unter anderem leicht in die Poren eindringen kann, wird es auch oft als rückfettende Komponete bei kosmetischen und pharmazeutischen Produkten gegen trockene, empfindliche Haut verwendet.

Einsatzkonzentration:
Pur als Grundlage für Salben. Als rückfettende Komponente mit ca. 3–8 % auf das fertige Endprodukt gerechnet.

Verarbeitung:
Fettphase

Lagerbedingungen/Haltbarkeit:
Ca. 36 Monate

Tip/Hinweis:
Achten Sie auch bei diesem Produkt auf eine evtl. Verunreinigung durch Pestizide. Siehe Eucerin.

Lipodermin-konzentrat

INCI-Bezeichnung:
Aqua, Lecithin, Alcohol
Ursprung:
Pflanzlich – Soja. Siehe Beschreibung Liposome. Zur besseren Stabilität wird das Lipodermin noch mit einem geringen Anteil an Alkohol vermischt.
Rohstoffbeschreibung:
Gelbliches, aber durchscheinendes Gel.
Einsatzgebiet/Wirkung:
Siehe Liposome.
Vor allem als Antifaltenwirkstoffkomponente.
Einsatzkonzentration: 3–5 %.
Verarbeitung:
In das fertige Endprodukt. Nicht bei einer Temperatur über 40 °C einarbeiten!
Lagerbedingungen/Haltbarkeit:
Ungeöffnet 36 Monate. Nach dem Öffnen am besten kühl lagern, dann erreicht man eine Haltbarkeit von ca. 12 Monaten.
Tip/Hinweis:
Tragen Sie bei Hautunreinheiten das Lipoderminkonzentrat pur direkt auf die entzündeten Stellen auf, um ein Abklingen der Hautunreinheiten zu beschleunigen.

Liposome (Allgemein)

INCI-Bezeichnung:
Siehe jeweiliges Produkt
Ursprung:
Meist pflanzlich, z.B. Soja. Eine Gewinnung aus Ei oder anderen pflanzlichen Quellen wie Getreide, Baumwollsamen, Rapssamen und Sonnenblumenkernen ist möglich. Ausgangsmaterial zur Herstellung von Liposomen sind die sogenannten Phospholipide, die als essentieller Bestandteil in Lecithin vorkommen. Lecithin wird wiederum u.a. aus Soja gewonnen. Die meisten auf dem Markt angebotenen Produkte mit Liposomen werden aus Soja gewonnen. Um Liposome herzustellen, wird den Phospholipiden Wasser zugesetzt und das Ganze maschinell aufdispergiert (vereinfachte Beschreibung). Die so hergestellten Liposome sehen nun aus wie kleine Kügelchen. Bei dieser Herstellungsmethode ist es auch möglich, die Kügelchen zu beladen z.B. mit Vitaminen oder Ölen, siehe Fluids.
Die Liposomenkügelchen sind nun, wenn man es genau nimmt, Kleinstemulsionen bei denen sich der wasserliebende Teil an der äußeren Hülle der Kugel befindet. Hierdurch ist eine bessere Aufnahme durch die Haut gewährleistet.

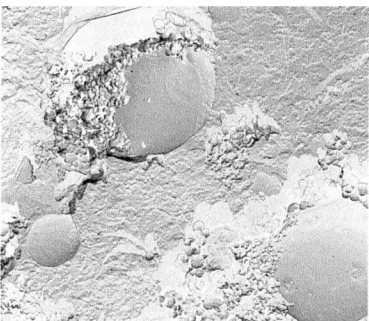

Liposome unter dem Mikroskop

Einsatzgebiet/Wirkung:
Kosmetische Pflegeprodukte wie Cremes, Bodylotionen, After-Shaves, After-Sun-Produkte, Antifaltenprodukte usw. Siehe Vorkommen der Liposome in Fluidlecithin Super, Fluidlecithin CM und Lipoderminkonzentrat. Um die kosmetische Wirkung von Liposomen etwas besser zu verstehen, ist es wichtig zu wissen, daß Phospholipode eine wichtige Rolle im Aufbau unserer Zellmembrane darstellen.

133

Die in den Liposomen aufgearbeiteten Phospholipide sorgen nun in kosmetischen Produkten unter anderem dafür, daß der Haut Feuchtigkeit zugeführt wird, die Hautoberfläche geglättet und somit die Faltentiefe vermindert wird, die Elastizität der Haut unterstützt und somit einer vorzeitigen Alterung vorgebeugt und entgegengewirkt wird.

LV 41

INCI-Bezeichnung:
PEG-40 Hydrogenated Castor Oil
Ursprung:
Pflanzlich und mineralisch. Bei dem LV 41 handelt es sich um einen nichtionogenen Lösungsvermittler und Emulgator, der durch Umsetzung von Ethylenoxid mit hydriertem Rizinusöl hergestellt wird. Die Hauptbestandteile sind beim hydrophoben Teil Fettsäureglycerin, Polyethylenglykolester und Fettsäurepolyethylenglykolester, beim hydrophilen Teil die Polyethylenglykole und Glycerinethoxylate.
Rohstoffbeschreibung:
Zähe Flüssigkeit, die je nach Temperatur etwas dünner oder fester ist. Leicht ins weißlich trübe gehend.
Einsatzgebiet/Wirkung:
Er wird eingesetzt, um fettlösliche Vitamine, etherische Öle oder Parfümöle in wäßrige Substanzen einarbeiten zu können, wie z.B. in After-Shaves, Gele oder Mundwasser usw. Er eignet sich auch als Lösungsvermittler, um etherische Öle für ein Bad ohne weite Zusätze in Lösung zu bringen. Dies ist praktisch, um Lösungen für einen Wirlpool, z.B. mit etherischen Ölen herzustellen.
Einsatzkonzentration: 2–25 %
Verarbeitung:
Direktes Mischen mit dem aufzu-

emulgierenden Rohstoff. Löslich in Wasser und Alkohol sowie in fettigen Komponenten.
Lagerbedingungen/Haltbarkeit:
ca. 18 Monate.

Macadamianuß-Öl

INCI-Bezeichnung:
Macadamia Ternifolia
Ursprung:
Pflanzlich. Das Öl wird mechanisch durch Pressung aus der Macadamianuß gewonnen.
Ursprünglich stammt die Macadamianuß aus Australien und ist eine sogenannte australische Haselnuß.

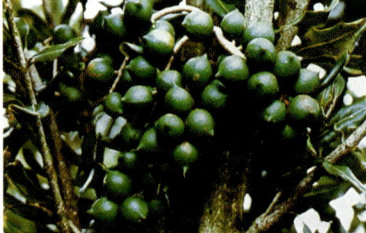

Macadamianußbaum

Rohstoffbeschreibung:
Das gepreßte Öl zeichnet sich durch einen mild-nussigen Geruch und Geschmack sowie durch seine hellgelbe Farbe aus.
Einsatzgebiet/Wirkung:
Interessant an diesem Öl ist sein sehr hoher Anteil an Palmitoleinsäure, Palmitinsäure und Ölsäure. In der Kosmetik wird die Palmitoleinsäure sehr geschätzt, weil sie in Triglycerid gebunden leicht in die oberen Hauschichten eindringt und dem Triglycerid sehr gute Spreitfähigkeit (Verteilbarkeit) verleiht. Aus diesem Grund findet das Öl zunehmend als Ersatz für Nerzöl Verwendung. Es wird in einer Vielzahl von Kosmetikartikeln eingearbeitet: Emulsionen, Haarpflegeprodukte, Massageöle usw. Hier besonders bei trockener, schuppiger Haut, die dazu noch empfindlich ist, wie zum Beispiel

bei Neurodermitis, Schuppenflechte oder bei der Winter-
dermatitis. Selbstverständlich
kann es auch bei normaler Haut
zur Anwendung gebracht werden.

Einsatzkonzentration: 5–80 %

Verarbeitung:
Fettphase – die Fettphase sollte
aber nicht eine Temperatur über
70 °C überschreiten.

Lagerbedingungen/Haltbarkeit:
Lichtgeschützt. Mindestens 24
Monate.

Tip/Hinweis:
Probieren Sie dieses Öl einmal als
Speiseöl. Damit das Öl nicht
ranzig wird, empfiehlt es sich, die
Flasche direkt nach dem ersten
Öffnen mit ca. 2 % natürlichem
Vitamin E als Antioxidanz zu ver-
setzen.

Mandelöl

INCI-Bezeichnung:
Prunus Dulcis

Ursprung:
Pflanzlich. Das Öl wird aus den
reifen, schalenfreien Samen des
Mandelbaums, der überwiegend
in den USA beheimatet ist,
durch mechanische Pressung gewonnen.

Rohstoffbeschreibung:
Das Mandelöl ist eine hellgelbe
bis klare, viskose Flüssigkeit mit
schwachem, charakteristischem
Geruch und Geschmack der
Mandel.

Einsatzgebiet/Wirkung:
Seit jeher gilt das süße Mandelöl
als ein kostbares Geschenk der
Natur.
Die Anwendung in kosmetischen
Produkten wie Cremes, Seifen,
Sonnenschutzprodukten u.v.m.
verdankt das Öl vor allem seinen
reizmildernden und beruhigen-
den Eigenschaften.

Einsatzkonzentration: 3–80 %.

Verarbeitung:
Fettphase

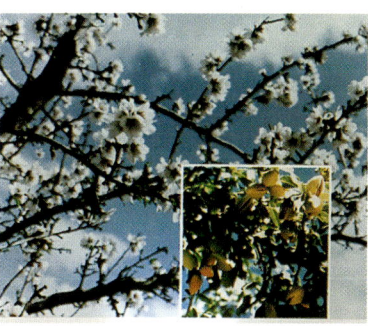

Mandel-
baum
in Blüte

Lagerbedingungen/Haltbarkeit:
Das Öl sollte vor zu starker Son-
nenstrahlung geschützt werden.
Die Haltbarkeit beträgt ca. 24
Monate.

Tip/Hinweis:
Das Öl eignet sich auch sehr gut
für Ihre Küche, da es hoch er-
hitzbar ist.
Damit das Öl nicht ranzig wird,
empfiehlt es sich, die Flasche
direkt nach dem ersten Öffnen
mit ca. 2 % natürlichem Vitamin
E als Antioxidanz zu versetzen.

Meristemextrakt

INCI-Bezeichnung:
Quercus

Ursprung:
Pflanzlich. Meristemextrakt wird
aus dem Meristem (Wachstums
und Zellteilungsgewebe der Wur-
zelspitzen) von Laubhölzern
durch Extraktion gewonnen.

Rohstoffbeschreibung:
Im Licht erscheint die Lösung von
rötlichbernstein ähnlicher Farbe.

Einsatzgebiet/Wirkung:
In allen Arten von kosmetischen
Produkten. Da Meristemextrakt
auch antiallergisch wirkt, ist er
hervorragend als antiallergisch-
er Kosmetikwirkstoff für flüssige
und cremige Produkte geeignet,
auch wenn diese Inhaltsstoffe
enthalten sollten, die im Verdacht
stehen Sensibilisierungsreaktion-
en auf der Haut auslösen zu können.

Ausgangs-material für Meristem-extrakt-Wurzel-spitzen

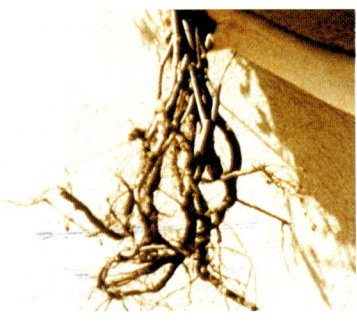

Bei irritierter Haut, die z.B. durch Luftverschmutzung, beruflich bedingte Belastung, durch Hautreizstoffe (Kunststoff-Staub, Gummiabrieb, Galvanik-Bäder, Lösungsmittel, usw.) oder andere allergisierende Toxen verursacht, tritt sofort Juckreizstillung ein. Die natürliche Keimabwehr und reparativen Prozesse der Haut werden nicht gehemmt. Meristemextrakt erhält den biologischen Säuremantel der Haut und wirkt zusätzlich mild tonisierend. Erfahrungen bestätigen, daß dieser Extrakt sehr gut zur Daueranwendung in kosmetischen Präparaten jeder Art z.B. Tages- und Nachtcremes, Gesichtsmasken, Sonnenschutzmittel, dekorativen Kosmetika, Alten- Baby- und Intimpflegemitteln geeignet ist.

Ein Wirkungsverlust durch Gewöhnung ist nicht feststellbar. Aufgrund der antientzündlichen Wirkung ist der Einsatz von Meristemextrakt auch in Zahn- und Mundpflegemitteln vorteilhaft.

Einsatzkonzentration: 0,4–15 %

Verarbeitung:
Das Meristemextrakt wird in das fertige Endprodukt eingearbeitet.

Lagerbedingungen/Haltbarkeit:
Vor starkem Lichteinfall schützen. Nicht über einen längeren Zeitraum über 25 °C lagern. Mindestens 18 Monate.

Monoï Tiaré-Öl

INCI-Bezeichnung:
Cocos Nucifera, Gardenia Tahitiensis

Ursprung:
Pflanzlich. Das in diesem Öl enthaltene Kokosöl (Choprah) wird aus Kokosnüssen durch einmalige Kalt-Pressung gewonnen und anschließend nur mit physikalischen Methoden gereinigt. In dieses so gewonnene Öl werden die Tiaré-Blüten gelegt, damit sie in einer „Kaltmazoration" ihre pflegenden Eigenschaften und ihren unvergleichlichen Duft an das Öl abgeben können.

Rohstoffbeschreibung:
Im warmen Zustand ist das Öl dickflüssig und fast klar. Ab einer Temperatur von ca. 22 °C neigt das Öl dazu, zu erstarren. Es wird weißlich und fest. Damit Sie es in diesem Zustand verwenden können, legen Sie die ganze Flasche einfach in ein warmes Wasserbad oder während eines Bades mit in die Wanne.

Einsatzgebiet/Wirkung:
Als Ölkomponente in allen Emulsionsformulierungen. Vor allem in Sonnenschutz und After-Sun-Produkten, es findet aber auch in der Haarpflege Anwendung.
Monoï schützt die Haut vor Feuchtigkeitsverlust, bei Klimaeinflüssen und verleiht Ihrer Haut ein samtiges, glattes Gefühl. Wir empfehlen es daher für trockene und sensible Haut.

Einsatzkonzentration:
Als alleiniges Öl in der Fettphase oder in Kombination mit anderen Ölen wie z.B. Macadamianuß-Öl. Als Öl in der Fettphase zwischen 5–30 %.

Verarbeitung:
Fettphase

Lagerbedingungen/Haltbarkeit:
Dunkles Gefäß, mindestens 12 Monate.

Nachtkerzenöl

INCI-Bezeichnung:
Oenothera Biennis

Ursprung:
Pflanzlich. Wird durch Kaltpressung, bei ca. 45 Grad, aus dem Samen gewonnen.

Rohstoffbeschreibung:
Klares, etwas gelbliches Öl. Meist wird das Öl aufgrund seiner schnellen Verderblichkeit mit natürlichem Vitamin E als Antioxidanz versetzt angeboten

Einsatzgebiet/Wirkung:
Als Pflegekomponente in Körperpflegeprodukten. Bei diesem Öl sind besonders die Gamma-Linolensäuren (GLA) von großer Bedeutung. Hier liegt der Anteil mit ca. 10 % dieser Fettsäure sehr hoch. Die Verwendung von Rohstoffen mit einem hohen GLA Gehalt hat sich als sehr vorteilhaft bei extrem trockener, schuppiger und empfindlicher Haut wie z.B. bei der Schuppenflechte oder bei Neurodermits herausgestellt. Wird dieses Öl regelmäßig bei diesen Hautbildern verwendet, so hat sich schon nach kurzer Zeit das Hautbild wesentlich verbessert. Die Haut erhält neue Elastizität und Spannkraft, sie wird glatt und geschmeidig, die Schuppenbildung geht zurück und der Juckreiz wird gelindert.

Einsatzkonzentration: 1–60 %.

Verarbeitung:
Fettphase oder als Rückfetter in das fertige Endprodukt.

Lagerbedingungen/Haltbarkeit:
Dunkles Gefäß. Ca. 12 Monate

Tip/Hinweis:
Sollten Sie unter Neurodermits, Schuppenflechte oder nur allgemein trockener, schuppiger Haut leiden, so empfiehlt es sich, parallel zu der Einarbeitung in kosmetischen Produkten, dieses Öl auch innerlich einzunehmen. Ca. 4 x täglich 4 Tropfen

Neutralöl

INCI-Bezeichnung:
Caprylic / Capric Triglyceride

Ursprung:
Pflanzlich. Neutralöl beinhaltet das Beste aus Kokosöl und Palmkernöl. Hierbei handelt es sich um ein Gemisch aus Pflanzenfettsäuren mittlerer Kettenlänge (C8–C10), die mit Glycerin verestert sind.

Rohstoffbeschreibung:
Klare, ölige Flüssigkeit.

Einsatzgebiet/Wirkung:
Durch seine Kettenlänge und gute Verteilbarkeit auf der Haut werden Emulsionen mit dem Neutralöl besonders soft und lassen sich sehr gut(!) auf der Haut verstreichen und liegen nicht schwer auf. Durch diese gute Verteilbarkeit und Aufnahme durch die Haut eignet es sich für Haut- und Babyöle, Emulsionen, Duschgele (hier als Rückfetter), Babypflege-, Sonnenpflege- und Schutzprodukte. Insbesondere, wenn die Haut zur Trockenheit und empfindlichen Hautreaktionen neigt.

Einsatzkonzentration: 2–80 %

Verarbeitung:
Fettphase

Lagerbedingungen/Haltbarkeit:
Vor Lichteinfall schützen. Mindestens 18 Monate.

Niemblätter

INCI-Bezeichnung:
Melia Azadirachta

Ursprung:
Pflanzlich. Niemblätter werden von dem in Indien beheimateten Niembaum gewonnen.

Rohstoffbeschreibung:
Typisches Aussehen von getrockneten Blättern.

Einsatzgebiet/Wirkung:
Der Niembaum verfügt über eine Vielzahl verschiedener Inhaltsstoffe wie Azadirachtin, Aspara-

gin, Limonoide, Ascorbinsäure, Thiamin, Nimbin, Prolin u.v.m. Was nun „der besondere Wirkstoff" an den Niemblättern, oder an Niem überhaupt ist, vermag die Wissenschaft bis jetzt noch nicht zu sagen. Es spricht eher vieles dafür, daß es die Gesamtheit der Inhaltsstoffe ist, die seine Vielseitigkeit und Wirkung ausmacht. In Indien spielen alle Bestandteile (Samen, Blätter, Rinde usw.) des Niembaumes seit langem eine große Rolle in der Volksmedizin und Körperpflege. Niem findet Anwendung in der Mundhygiene, Körperpflege, bei der Schädlingsbekämpfung und in der Medizin. In kosmetischen Produkten wirkt es beruhigend, juckreizstillend, wundheilfördernd, positiv bei Bakterien oder Pilzbeschwerden, stabilisierend auf den Säureschutzmantel u.v.m. Gerne wird es bei Insektenstichen, Hautabschürfungen oder Ekzemen angewandt. Gleichzeitig wirkt es sowohl prophylaktisch als auch schädlingsbekämpfend bei Befall. Wir haben uns entschlossen in der Kosmetik mit Niemblättern zu arbeiten, da Niemblätter vom Geruch her neutraler als Niemsamen sind.

Einsatzkonzentration:
Als Wasserphase

Verarbeitung:
Gießen Sie die Niemblätter am besten mit lauwarmem Wasser auf, wie bei der Teeherstellung, also ohne Tee-Ei oder Filter (klassisch aufgießen). Lassen Sie den „Tee" mindestens 2 Stunden ziehen und filtern die Niemblätter dann ab. Das Niemblätterwasser nehmen Sie nun als Wasserphase.

Lagerbedingungen/Haltbarkeit:
Trocken lagern. Mindestens 24 Monate.

Odex

INCI-Bezeichnung:
Zinc Ricinoleate, Tetrahydroxypropyl Ethylenediamine, Laureth-3, Propylene Glycol.

Ursprung:
Natürlich, auf Basis des Zinksalzes der Ricinolsäure.

Rohstoffbeschreibung:
Dickflüssige, klare Flüssigkeit.

Einsatzgebiet/Wirkung:
In Deoprodukten wie Rollern, Sprays, Fußcremes, Pudern, aber auch Raumsprays findet es Anwendung.
Der große Vorteil von Odex ist der, daß er im Gegenteil zu vielen käuflichen Deowirkstoffen, nicht die natürliche Transpiration hemmt.
Vielmehr bindet er die bei der bakteriellen Zersetzung des Schweisses entstehenden Geruchsstoffe. Da ihm sowohl bakterizide und fungizide Eigenschaften fehlen, greift der Deowirkstoff auch nicht die natürliche Bakterienflora der Haut an. Ein weiterer Vorteil ist, daß man Deoformulierungen mit einem sehr geringen Alkoholanteil herstellen kann.

Einsatzkonzentration: 1,5–3 %

Verarbeitung:
Vor der endgültigen Verarbeitung am besten in Wasser oder Alkohol vorlösen und erst dann in die komplette Formulierung geben.

Lagerbedingungen/Haltbarkeit:
Ca. 24 Monate.

Tips/Hinweise:
Durch die chemische Bindung der Gerüche kann es zu einer Veränderung des Duftes im Produkt kommen.

Odex-Super

INCI-Bezeichnung:
    Parfum
Ursprung:
    Synthetisch. Es besteht aus einer Mischung naturidentischer Riechstoffe.
Rohstoffbeschreibung:
    Mild duftende, klare Flüssigkeit. Durch Reaktion mit hauteigenen Bakterien (Corine Bakterien) entsteht eine milde, bakteriostatische Wirkung, die die Transpiration und Geruchsentwicklung hemmt, aber nicht den Säureschutzmantel der Haut angreift.
Einsatzgebiet/Wirkung:
    Deos, Fußcremes, Körperlotionen und Körperpuder gegen unangenehmen Körpergeruch.
Einsatzkonzentration: 0,2–0,3 %
Verarbeitung:
    Wichtig ist es, daß bei der Verwendung von Odex-Super etwas Alkohol mit eingearbeitet wird, damit es seine volle Wirkung entfalten kann.
Lagerbedingungen/Haltbarkeit:
    Dunkel. Mindestens 24 Monate.

Öle, Allgemeines zu Pflanzenölen

Was ist der Unterschied zwischen den verschiedenen Gewinnungsarten der Öle?
    Der Begriff Öl wird verwendet, wenn bei Zimmertemperatur ein Fett flüssig vorliegt.
    Typische Pflanzenöle sind Soja, Oliven oder Sonnenblumenöl. Feste Pflanzenfette sind Kakaobutter oder Kokosfett. Gepreßte und gedämpfte Pflanzenöle werden durch schonendes mechanisches Pressen des Ausgangsmaterials ohne äußere Hitzeeinwirkung hergestellt.
    Sie werden nur mit Wasser gewaschen oder filtriert. Man bezeichnet sie dann als native oder naturbelassene Öle. Werden gepreßte Öle mit Wasserdampf nachbehandelt, so werden sie zusätzlich als gedämpft gekennzeichnet. Heißer Wasserdampf bewirkt, daß besonders hervorstechende, unangenehme Geruchsstoffe aus dem Öl vertrieben werden.

Alle gepreßten/gedämpften Pflanzenöle sind ohne chemische Behandlung gewonnen. So behalten sie ihre arteigene Farbe und typischen Geruch, wertvolle Inhaltsstoffe wie Vitamine und ungesättigte Fettsäuren bleiben voll erhalten.

Raffinierte Pflanzenöle durchlaufen ein besonderes mehrstufiges Reinigungsverfahren (Raffination) und erhalten dadurch eine verlängerte Haltbarkeit. Sie sind frei von unerwünschten Geruchs- und Geschmacksstoffen und hell in der Farbe. Bei der Raffination werden Begleitstoffe wie Schleimstoffe, kratzende Fettsäuren oder unangenehm färbende Stoffe entfernt.

Werden Öle nicht durch Pressung, sondern durch Extraktion mit einem organischen Lösemittel wie Hexan gewonnen, so muß sich immer eine Raffination anschließen, um das Lösemittel wieder aus dem Öl zu entfernen.

Für den Einsatz im Küchenbereich gilt:
    Aufgrund des höheren Vitamingehalts und des produkttypischen Geschmacks sollten gepreßte Öle in der kalten Küche wie bei der Salat- oder Mayonnaisezubereitung eingesetzt werden.
    Raffinierte Öle sollten immer beim Erhitzen verwendet werden, also beim Braten oder gar Frittieren, da mit ihnen höhere Temperaturen ohne Rauch- und Geruchsentwicklung möglich sind.

Gehärtete Fette

Je mehr ungesättigte Fettsäuren ein Fett enthält, desto weicher wird es in der Konsistenz. Öle besitzen daher die höchste Konzentration. Werden nun die ungesättigten Fettsäuren des Öls gezielt durch Anlagerung von Wasserstoff in gesättigte umgewandelt, so läßt sich die Konsistenz des Öls in Richtung eines streichfähigen Fettes steuern. Diesen Steuerungsvorgang bezeichnet man als Hydrierung oder Fetthärtung. Es ist ein chemisches Verfahren, welches die Struktur der Fette verändert. Er spielt insbesondere bei der Margarineherstellung eine Rolle, da bei Kühlschranktemperatur ein streichfähiges, nicht zu flüssiges oder zu festes Fett gewünscht wird. Die Härtung ist in Verruf gekommen, da dabei sogenannte „trans-Fettsäuren" als Nebenprodukt entstehen können, die gesundheitlich als bedenklich eingestuft sind.

Olivenstein-Granulat

INCI-Bezeichnung:

Olea Europaea

Ursprung:

Pflanzlich. Die aus der Olive entfernten Kerne werden getrocknet und anschließend fein zermahlen.

Rohstoffbeschreibung:

Feines, körniges Pulver, das etwas an feinen Sand erinnert.

Einsatzgebiet/Wirkung:

Wir setzen Olivenstein-Granulat als Abrasivstoff (Peelingkörper) ein. Durch Reibung der gemahlenen Olivensteine auf der Haut werden alte Hautschuppen sanft entfernt. Hierdurch wirkt die Haut wieder zart und sieht frischer aus. Die von den alten Hautschuppen befreite Haut ist jetzt besser in der Lage, Zusatz- und Wirkstoffe, die

ihr z.B. durch eine Creme zugeführt werden, aufzunehmen.

Einsatzkonzentration: 1–20 %

Verarbeitung:

Fettphase oder fertiges Endprodukt.

Lagerbedingungen/Haltbarkeit:

Trocken lagern. Mindestens 36 Monate.

Orangen-blütenwasser

INCI-Bezeichnung:

Aqua, Citrus Dulcis

Ursprung:

Pflanzlich, durch Wasserdampfdestillation, so daß die wasserlöslichen Stoffe der Orangenblüte in das Wasser übergehen. Aufgrund seines schnellen Verderbs mit Parabenen leicht vorkonserviert.

Rohstoffbeschreibung:

Leicht nach Orangen duftendes, klares Wasser.

Einsatzgebiet/Wirkung:

Alle Arten von Emulsionen. Pflegt und entspannt die gestreßte Haut.

Einsatzkonzentration: 5–100 %

Verarbeitung:

Als Wasserphase oder als Gesichtswasser.

Lagerbedingungen/Haltbarkeit:

Dunkles Gefäß. Mindestens 8 Monate.

Paraben K

INCI-Bezeichnung:

Benzyl Alcohol, Methylparaben, Propylparaben.

Ursprung:

Synthetisch

Rohstoffbeschreibung:

Klare, dünnflüssige Substanz mit einem typischen Eigengeruch.

Einsatzgebiet/Wirkung:

Konservierer. Das Paraben K kann als Konservierer für Emulsionen und Tensidformulierungen verwendet werden.

Einsatzkonzentration:

Rechnen Sie am besten folgende Konzentration für Ihre Haltbarkeit (H.B.)

1 Tropfen Paraben K auf 10 g fertiges Endprodukt = ca. 3 Monate H.B.

2 Tropfen Paraben K auf 10 g fertiges Endprodukt = ca. 6 Monate H.B.

Eine höhere Dosierung würde keine längere Haltbarkeit bringen.

Mit dieser Mischung deckt man in dem fertigen Endprodukt ein breites Spektrum von Mikroorganismen ab:

Bakterien z.B. Staphylococcus aureus, Hefe z.B. Candida albicans und Schimmel z. B. Aspergillus oryzae.

Verarbeitung:

Nach der Fertigstellung der Produkte zum Schluß einrühren.

Lagerbedingungen/Haltbarkeit:

Dunkles Gefäß. Ca. 48 Monate.

Tip/Hinweis:

Bitte achten Sie bei der Herstellung IMMER auf sauberes Arbeiten, auch wenn Sie beabsichtigen, Ihre fertigen Kosmetikartikel zu konservieren.

Wir haben festgestellt, daß die oben angegebene H.B. nur mit ca. angegeben werden kann, da bei Zugabe, z.B. von Proteinen, die Produkte schneller dazu neigen zu verderben.

!! Benutzen Sie Produkte nur so lange, wie die von Ihnen errechnete Haltbarkeit ist !!

Denn man kann nicht immer Verkeimung – Pilze – usw. mit dem Auge erkennen.

Propolis-Extrakt Pulver

INCI-Bezeichnung:

Propolis Cera, Glucose, Silica, Calcium Stearate.

Ursprung:

Pflanzlich

Rohstoffbeschreibung:

(siehe Propolis-Tinktur).

Unter Vakuum auf 80 % Propolis-Extrakt eingeengt, anschließend mit den Additiven vermischt. Der Restalkohol wird entzogen und die Trockensubstanz vermahlen.

Einsatzgebiet/Wirkung:

Kosmetische Produkte, siehe Propolis-Tinktur.

Einsatzkonzentration: 0,2–2 %

Verarbeitung:

In Wasser vorlösen und in das fertige Produkt einarbeiten. Wenn eine Temperatur von über 65 °C nicht überschritten wird, kann das Extrakt auch in die Wasserphase eingearbeitet werden.

Lagerbedingungen/Haltbarkeit:

Trocken lagern. Ca. 3 Jahre.

Tip/Hinweis:

Bei empfindlichen Personen kann Propolis zu allergischen Reaktionen führen.

Propolis-Tinktur

INCI-Bezeichnung:

Alcohol, Propolis Cera

Ursprung:

Pflanzlich. Proprolis wird gesammelt, in Alkohol gelöst und dann gefiltert. Das Propolis-Alkohol-Gemisch wird unter Vakuum auf 80 % Propolis-Extrakt eingeengt und anschließend mit Primasprit in eine homogene Lösung gebracht, bis eine 10%ige Propolis-Extrakt-Lösung vorliegt.

Rohstoffbeschreibung:

Propolis-Tinktur ist ein in Alkohol gelöster, pflanzlicher Extrakt, der von Bienen gesammelt wird. Im Bienenstock sorgen die Flavonoide (Bestandteile des Propolis-Extraktes) dafür, daß

a) der Bienenstock besondere Festigkeit erlangt,

b) Virenaktivitäten gehemmt werden und

c) Bakterienwachstum gestoppt wird.

Auf den menschlichen Organismus können sich durch die Hinzunahme der Flavonoide und Mineralien positive Auswirkungen ergeben.

Einsatzgebiet/Wirkung:

Hautpflegeprodukte:

Gegen trockene, irritierte, schuppige Haut. Bei großporiger Haut, Hautunreinheiten und Hautausschlägen.

Wurde unvergällter Alkohol zur Herstellung eingesetzt so eignet sich die Tinktur auch zum Ansetzen und zur Weiterverarbeitung von/in alkoholischen Getränken.

Einsatzkonzentration: 0,5–5 %.

Verarbeitung:

Ins fertige Endprodukt. Kann aber auch in die Fett- oder Wasserphase gegeben werden. Verarbeitungstemperaturen von 65 °C nicht über einen längeren Zeitraum überschreiten, denn Alkohol ist leicht flüchtig und die Struktur vom Propolis kann sich verändern.

Lagerbedingungen/Haltbarkeit:

Lichtgeschützt aufbewahren. Bei sachgerechter Lagerung ist das Produkt fast unbegrenzt haltbar.

Tip/Hinweis:

Bei empfindlichen Personen kann Propolis zu allergischen Reaktionen führen.

Rosenwasser

INCI-Bezeichnung:

Aqua,Rosa Centifolia

Ursprung:

Pflanzlich. Das Rosenwasser wird durch Wasserdampfdestillation gewonnen und enthält die wasserlöslichen Stoffe der Rose. Rosenwasser ist aufgrund seines schnellen Verderbs mit Parabenen leicht vorkonserviert.

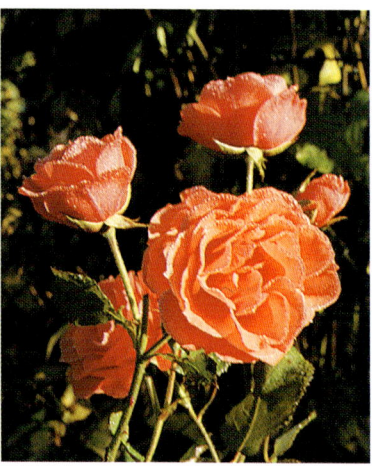

Rosen-
blüten

Rohstoffbeschreibung:

Klare Flüssigkeit, die einen leichten Rosenduft aufweist.

Einsatzgebiet/Wirkung:

Alle Arten von Emulsionen besonders für empfindliche, sensible Haut, die eine natürliche Unterstützung des Säureschutzmantels benötigt.

Einsatzkonzentration: 5–100 %

Verarbeitung:

Pur als Gesichts- oder Wasserphase. Es kann aber auch nur ein Teil der Wasserphase durch Rosenwasser ersetzt werden.

Lagerbedingungen/Haltbarkeit:

Dunkles Gefäß. Mindestens 8 Monate.

Tip/Hinweis:

Wasser nicht über einen längeren Zeitraum über 65 °C erhitzen, sonst tritt ein Wirkstoffverlust ein.

Salz aus dem Toten Meer

INCI-Bezeichnung:

Maris Sal

Ursprung:

Natürlich. Gewonnen wird es aus dem im Osten Israels gelegenen Toten Meer. Hier ist der Salzgehalt durch die intensive Sonneneinstrahlung etwa 10 mal so hoch wie in anderen Meeren. Gewonnen wird das Meersalz, indem man das Meerwasser sogenanten Salinen zuführt in denen das Wasser auf natürlichem Wege durch die Sonne verdunstet, so bleibt das im Meerwasser enthaltene Salz auf den Trockenflächen zurück.

Rohstoffbeschreibung:

Grobkörniges Salz mit oftmals einem leichten Gelbstich. Es weist nicht die „trockene Beschaffenheit" von Speisesalz auf.

Einsatzgebiet/Wirkung:

Das Salz aus dem Toten Meer verfügt über eine Vielzahl von Inhaltsstoffen. z.B.: Natrium, Kalium, Magnesium, Calcium, Chlorid, Bromid u.v.m. Ein weiterer Vorteil ist, da es mittlerweile sehr viele Menschen gibt, die auf Jod bzw. Jodid empfindlich reagieren, daß das Salz aus dem Toten Meer kein Jod bzw. Jodid enthält. Bekannt ist das Salz bisher vor allem als Produkt, welches als Badezusatz verwendet wird. Aber auch auf dem kosmetischen Sektor, wie in Creme- oder in Tensidformulierungen, wird das Salz aus dem Toten Meer immer häufiger eingesetzt. Als Bad wird es vor allem bei Hautkrankheiten wie Schuppenflechte (Psoriasis), Neurodermitis, Ichthyosis, Ekzeme, trockener, empfindlicher Haut oder aber auch bei Rheuma angewandt. Die überaus positiven Ergebnisse bei regelmäßiger Anwendung sind erstaunlich und durch medizinische Studien belegt. Als Kosmetikzusatz wird das Salz vor allem bei den oben beschriebenen Hautbildern eingesetzt. Die Haut wird durch das Meersalz zu einem aktiven Stoffwechsel angeregt. Dieser sorgt für eine Begünstigung der Ausscheidung von Schlack-

stoffen, so daß die Haut wieder an Vitalität und Frische gewinnt.

Einsatzkonzentration: 0,1–100 %

Verarbeitung:

Wasserphase oder als Meersalzlösung (15ml Wasser + 2,5 g Salz) je nach Rezept ins fertige Endprodukt.

Lagerbedingungen/Haltbarkeit:

Vor Feuchtigkeit schützen. Mindestens 3 Jahre.

Tip/Hinweis:

Beim Einsatz von Salz aus dem Toten Meer kann es sowohl bei Emulsionen (Cremes/ Körperlotionen) als auch bei Tensidformulierungen (Duschgele/Shampoos) dazu kommen, daß sich die fertigen Produkte, nach Zugabe des Salzes, wieder verflüssigen.

Sanddornöl

INCI-Bezeichnung:

Persea Gratissima, Hippophae Rhamnoides

Ursprung:

Pflanzlich. Es wird durch schonende Extraktion von Sanddornfrüchten in Avocadoöl gewonnen.

Rohstoffbeschreibung:

Dickflüssiges, meist etwas orange-rotes Öl.

Einsatzgebiet/Wirkung:

In allen Kosmetikartikeln findet es Anwendung. Seine lipoidlöslichen Komponenten wie z.B. Tocopherole, Carotinoide, ungesättigte und gesättigte Fettsäuren, Lipode und sein hoher Anteil an Palmitoleinsäuren, die auch im Hauttalg vorkommen, machen es besonders geeignet zur Regeneration und Glättung bei empfindlicher und trockener Haut. Es eignet sich auch sehr gut zum Einsatz in Sonnenprodukten, da sein Gehalt an „Radikalfängern" wie z.B. Carotinoiden und Tocopherolen der ideale Zellschutz ist.

Einsatzkonzentration: 3–5 %

Verarbeitung:
In das fertige Endprodukt
Lagerbedingungen/Haltbarkeit:
Mindestens 8 Monate in dunklen Gefäßen.
Tip/Hinweis:
Dieses Öl neigt dazu einen leichten Bodensatz zu bilden. Dies ist aber produkttypisch und kein Zeichen einer minderen Qualität.

Sanfteen

INCI-Bezeichnung:
Sucrose Cocoate
Ursprung:
Pflanzlich
Rohstoffbeschreibung:
Zähe, viskose Masse mit leicht weißlicher Färbung.
Einsatzgebiet/Wirkung:
Shampoo, Duschgele, Reinigungsmilch usw. In Wasch- und Reinigungsformulierungen eingearbeitet verbessert es die Schleimhautverträglichkeit von anderen Tensiden. Gleichzeitig wirkt Sanfteen feuchtigkeitsspendend.
Durch seine hohe, waschaktive Substanz von 65 %, wird Sanfteen in Shampoos und Duschgelen meist nur als Co-Tensid in einer sehr niedrigen Konzentration eingesetzt. Vor allem weil diesem Tensid nachgesagt wird, daß es eventuelle, negative Eigenschaften von anderen Tensiden abschwächt. Durch seine sehr gute Schleimhautverträglichkeit ideal für Baby- und Kinderrezepte.
Einsatzkonzentration:
In Tensidformulierungen 1,5–3 %, in Emulsionen 0,5–4 %.
Verarbeitung:
Bei Emulsionen am besten ins fertige Endprodukt.
Lagerbedingungen/Haltbarkeit:
Gut verschlossen ca. 18 Monate

Schlamm aus dem Toten Meer

INCI-Bezeichnung:
Black Mud
Ursprung:
Natürlich. Jahrtausendealte Meeresablagerung aus dem Toten Meer. Diese werden an den Rand des Meeres angespült, dort gesammelt und von Steinen befreit.
Rohstoffbeschreibung:
Zähe, gräulich bräunliche Masse.
Einsatzgebiet/Wirkung:
Im Schlamm befinden sich wichtige Mineralien und Spurenelemente.
Er enthält hauptsächlich: Salzwasser vom Toten Meer, Magnesium, Natrium, Kalium, Calcium und Eisen. Der Schlamm wird pur oder in kosmetische Produkte wie Packungen, Masken, Cremes usw. zur Belebung und Regenerierung angewandt.
Sehr gute Erfolge hat man mit dem Schlamm auch bei der „Bekämpfung" von Cellulitis gemacht. Vor allem wird er aber bei unreiner, schlaffer, feuchtigkeitsarmer und trockener Haut eingesetzt. Der Schlamm wirkt reinigend auf die Haut und verkleinert die Hautporen. Das Hautbild wird sichtbar verbessert.
Einsatzkonzentration: 0,1–100 %
Verarbeitung:
Pur als Packung oder ins fertige Endprodukt.
Lagerbedingungen/Haltbarkeit:
Gut verschlossen lagern. Mindestens 24 Monate.
Tip/Hinweis:
Um die natürliche Wirkung des Schlammes zu unterstützen, ist es möglich, den Schlamm mit Zusatz- und Wirkstoffen aus dem kosmetischen Bereich anzureichern.

Schwarzkümmelöl

INCI-Bezeichnung:
Carum Carvé
Ursprung:
Pflanzlich. Das Schwarzkümmelöl wird durch mechanische Pressung und anschließende Filtration, der Samen gewonnen. Die ursprüngliche Herkunft ist Südeuropa und Westasien.
Rohstoffbeschreibung:
Dickflüssiges, fettes, grünbraunes, meist klares Öl mit würzigem Geruch und leicht scharfem Geschmack.
Einsatzgebiet/Wirkung:
Nicht nur auf dem kosmetischen Sektor hat sich das Öl durch seinen mit etwa 70 % hohen Anteil an ungesättigten Fettsäuren bewährt. Auch im Bereich der Nahrungsergänzung spielt es mittlerweile eine große Rolle, z.B. bei Lungen-, Leber- und Magenbeschwerden. Neben dem hohen Anteil an ungesättigten Fettsäuren sind hier auch die Sterine, das Vitamin E und die enthaltenen etherischen Öle z.B. das Thymochinon, besonders pflegend und schützend. Das macht das Öl besonders geeignet bei extrem beanspruchter Haut, wie bei Neurodermitis und Schuppenflechte. Gerade dem Thymochinon wird eine immunregulierende und stoffwechselfördernde Wirkung zugeschrieben.
Einsatzkonzentration: 1–20 %
Verarbeitung:
Fertiges Endprodukt oder Fettphase – in diesem Fall aber nicht über 65 °C erwärmen.
Lagerbedingungen/Haltbarkeit:
Gut verschließen, dunkles Gefäß. Mindestens 12 Monate.
Tip/Hinweis:
Das Schwarzkümmelöl (genau wie das Macadamianuß-Öl) wird von sehr empfindlichen und zu Allergien neigenden Personen, sehr gut vertragen. Um extrem trockener Haut entgegen zu wirken, sollte das Öl auf jeden Fall auch innerlich eingenommen werden.

Seidenproteine

INCI-Bezeichnung:
Hydrolyzed Silk
Ursprung:
Tierisch. Ausgangsmaterial ist der vom Seidenwurm gesponnene Proteinfaden. Der Seidenfaden besteht aus ca. 75 % Fibroin und zu ca. 25 % aus Sericin. Weiterverarbeitet wird vor allem das Fibroin.
Rohstoffbeschreibung:
Klare, dünnflüssige Substanz.
Einsatzgebiet/Wirkung:
Durch seine sehr guten feuchtigkeitsspendenden und filmbildenden Eigenschaften wird das Seidenprotein als pflegende und schützende Substanz sowohl in der Haar- als auch in der Hautkosmetik eingesetzt. Für ein seidiges Hautgefühl auch bei stark beanspruchter Haut.
Einsatzkonzentration: 1–5 %
Verarbeitung:
Wasserphase oder fertiges Endprodukt.
Lagerbedingungen/Haltbarkeit:
Dunkles Gefäß. Nicht über einen längeren Zeitraum über 25 °C lagern. Mindestens 6 Monate.

Shea-Butter

INCI-Bezeichnung:
Butyrospermum Parkii
Ursprung:
Pflanzlich. Die in der Shea-Nuß bis zu 50 % des Fruchtgewichts vorhandene Fettmasse wird durch Pressung der Shea-Nuß gewonnen. Die rohe Shea-Butter, eine grün-gelbliche, weich bis zähige Masse mit typischem unangenehmen Geruch, ist nicht verwendbar. Sie muß unter kontrollierten Bedingungen raffiniert werden.

Rohstoffbeschreibung:
Butterähnliches, leicht gelbliches, manchmal leicht körniges Produkt.

Einsatzgebiet/Wirkung:
Als Konsistenzgeber in allen Arten von Emulsionen, besonders in Sonnenschutz- und After-Sun-Formulierungen sollte es nicht fehlen. Neben seinen konsistenzgebenden Eigenschaften fühlt sich die Haut durch die Tryglyceriden der Shea-Butter zart, geglättet und samtig an. Besonders bei sehr fett- und wasserarmer, empfindlicher aber auch durch Hautkrankheiten gekennzeichnete Haut zu empfehlen. Sehr schön pur zur Haarpflege geeignet.

Einsatzkonzentration: 3–15 %.

Verarbeitung:
Die Shea-Butter wird mit in der Fettphase eingeschmolzen.

Lagerbedingungen/Haltbarkeit:
Nicht länger über 35 °C lagern. Mindestens 12 Monate.

Tip/Hinweis:
Achten Sie beim Kauf der Shea-Butter darauf, daß sie noch einen unverseifbaren Anteil von mindestens 8 % enthält, da ansonsten die pflegenden Eigenschaften nicht mehr so hoch sind.

Sojaöl

INCI-Bezeichnung:
Glycine Soja

Ursprung:
Das Öl wird aus den Bohnen der Sojapflanze durch Pressung gewonnen.

Rohstoffbeschreibung:
Hellgelbes Öl, das fast neutral im Geruch und Geschmack ist.

Einsatzgebiet/Wirkung:
Gerne wird das Öl für einfache, aber dennoch pflegende Kosmetikformulierungen genommen. Das Sojaöl hat sich durch seinen hohen Anteil an Linolsäure auch bei trockener Haut

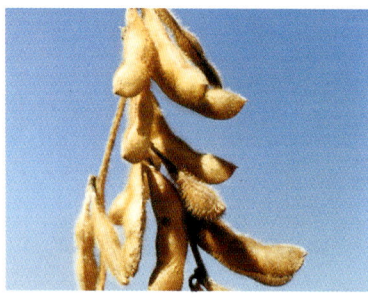

Sojafrucht

bewährt. Gerade durch die Schlichtheit des Öles wird dieses gerne bei empfindlicher Haut verwendet.

Einsatzkonzentration: 5–80 %.

Verarbeitung:
Fettphase

Lagerbedingungen/Haltbarkeit:
Lichtgeschützt. Ca. 24 Monate

Tip/Hinweis:
Auch hervorragend als Speiseöl geeignet. Damit das Öl nicht ranzig wird, empfiehlt es sich, die Flasche direkt nach dem ersten Öffnen mit ca. 2 % natürlichem Vitamin E als Antioxidanz zu versetzen.

Tegomuls

INCI-Bezeichnung:
Glyceryl Stearate

Ursprung:
Tierisch. Ein molekular destilliertes Glycerinmonostearat, selbstemulgierend durch Alkalistearat.

Rohstoffbeschreibung:
Feines, weißes, leicht gelbliches Pulver.

Einsatzgebiet/Wirkung:
Emulgator für O/W-Emulsionen mit einem Schmelzpunkt bei ca. 64–69 °C, für normale bis leicht trockene Haut.
Dieser Emulgator wird nicht nur in kosmetischen Produkten wie Cremes, Lotionen, Reinigungsmilch usw. eingesetzt, sondern auch in Lebensmittelprodukten. Hier sorgt er durch die bessere

Vermischung von Wasser und Fett für ein schöneres, lockeres Ergebnis.

Einsatzkonzentration:
In Kosmetikprodukten; ca. 2–15 %.
In Lebensmitteln:
Eiscreme, Brote, Kuchen, Bisquitmassen, Hefegebäck, Teigwaren 0,5 %.

Verarbeitung:
Kosmetik = Fettphase.
Für Lebensmittel empfiehlt sich eine Vormischung mit Wasser oder Fett zu einer Paste zwecks besserer Verteilung.

Lagerbedingungen/Haltbarkeit:
24 Monate

Vitamin A-Palmitat

INCI-Bezeichnung:
Aranchis Hypogaea, Retinyl Palmitate, Tocopherol

Ursprung:
Synthetisch. Zur besseren Dosierung wurde das Vitamin A mit Erdnußöl vermischt.

Rohstoffbeschreibung:
Dickflüssige, leicht bräunliche Flüssigkeit.

Einsatzgebiet/Wirkung:
Vor allem in der „Antifaltenbekämpfung" wird das Vitamin A gerne eingesetzt. Studien haben ergeben, daß es folgende Eigenschaften aufweist: Es regt die Zellteilung an, der Stoffwechsel der Haut wird unterstützt, die Haut wird gestrafft u.v.m. Diese Eigenschaften machen das Vitamin A-Palmitat auch ideal zur Verwendung bei extrem trockener, gereizter Haut, aber auch bei Hautunreinheiten zum besseren Abklingen der Hautunreinheiten.

Einsatzkonzentration: 0,5–2,5 %
Verarbeitung:
Fertiges Endprodukt

Lagerbedingungen/Haltbarkeit:
Vor Lichteinfall schützen, gut verschlossen halten. Mindestens 12 Monate.

Vitamin E-Acetat

INCI-Bezeichnung:
Tocopheryl Acetate

Ursprung:
Synthetisch, gebunden an einen Essigsäureester zur besseren Stabilität.

Rohstoffbeschreibung:
Leicht grün gelbliche, viskose Flüssigkeit.

Einsatzgebiet/Wirkung:
Vitamin-E-Acetat ist wohl das bekannteste hautpflegend wirkende Vitamin.
Es wird besonders bei der Milderung sonnenbedingter Hautschädigungen eingesetzt. Die Essigsäure bewirkt erst eine Freisetzung von Vitamin E auf der Haut.
Besonders geschätzt ist seine Eigenschaft, freie Radikale, die beispielsweise durch UV- Strahlung entstehen, abzufangen. Somit wird verhindert, daß diese Teilchen Fettstrukturen (Lipide) der Zellen zerstören, d.h. oxidieren.
Vitamin E-Acetat führt auch über ein verstärktes Feuchthaltevermögen zu einer Verbesserung des sogenannten Hautoberflächenreliefs und mindert dadurch die Faltentiefe. Folge: die Haut bleibt glatter und geschmeidiger.
Weitere wichtige Eigenschaften von Vitamin E-Acetat für die Haut sind seine entzündungshemmende Wirkung und seine Fähigkeit, Wundheilung, Narbenbildung und Enzymaktivität günstig zu beeinflussen.

Einsatzkonzentration: 0,5–5 %
Verarbeitung:
Fertiges Endprodukt

Lagerbedingungen/Haltbarkeit:
Dunkles Gefäß. Nicht über einen längeren Zeitraum über 25 °C lagern
Mindesthaltbarkeit ca. 18 Monate.

Vitamin E natürlich

INCI-Bezeichnung:
Tocopherol
Ursprung:
Pflanzlich. Weizenkeimöl enthält z.B. einen hohen Anteil an natürlichem Vitamin E.
Rohstoffbeschreibung:
Klares, bräunlich-rotes, viskoses Öl.
Einsatzgebiet/Wirkung:
In Lotionen und Haarpflegeprodukten. Vitamin E zählt zu den bekanntesten hautpflegenden Vitaminen. Im kosmetischen Sektor spielt es insbesondere bei der kosmetischen Milderung sonnenbedingter Hautschädigung eine Rolle. Es kann freie Radikale, hoch energetische Moleküle, die beispielsweise durch UV-Strahlung entstehen, abfangen. Somit wird verhindert, daß diese Teilchen Fettstrukturen (Lipide) der Zellen zerstören, d.h. oxidieren. Weitere hautpflegende Eigenschaften sind: Verminderung der Faltentiefe, Glättung der Hautoberfläche, Hilfe bei trockener, schuppiger Haut – die Haut bleibt glatter und geschmeidiger und das Feuchthaltevermögen wird verbessert. Des weiteren werden dem Vitamin E folgende Eigenschaften zugesprochen: Entzündungshemmende Wirkung und seine Fähigkeit, Wundheilung, Narbenbildung und Enzymaktivität günstig zu beeinflussen. Vitamin E wird auch als natürliche Antioxidanz für Öle in einer Konzentration von ca. 2 % eingesetzt. Hier verhindert es das Ranzig werden der Öle (z.B. Distel- Sonnenblumen usw.) – Vitamin E direkt nach dem ersten Öffnen der Ölfasche zusetzen.
Einsatzkonzentration: 0,01–2 %
Verarbeitung:
Fettphase oder fertiges Endprodukt.

Lagerbedingungen/Haltbarkeit:
Dunkel, nicht über einen längeren Zeitraum über 25 °C lagern.
Mindestens 12 Monate.

Walratersatz

INCI-Bezeichnung:
Cetyl Palmitate
Ursprung:
Pflanzlich = Palmkernöl,
Tierisch = Talg
Rohstoffbeschreibung:
Weiße, grobe Schuppen.
Einsatzgebiet/Wirkung:
Ein softer Konsistenzgeber für alle Arten von Emulsionen, der dazu neigt, genau wie die Kakaobutter, nach ein paar Tagen die Emulsionen nachdicken zu lassen. Je nach gewählter Einsatzkonzentration kann man mit Walratersatz sehr kompakte Cremes herstellen, die sich dann sehr gut als Wind- und Wetterschutzcremes oder als Babywundschutzcremes eignen und gleichzeitig, noch zusätzlich durch die enthaltenen Fettsäuren pflegen.
Einsatzkonzentration:
Je nach gewünschter Konsistenz zwischen 2–6 %
Verarbeitung:
Einschmelzung in die Fettphase.
Lagerbedingungen/Haltbarkeit:
Unter 30 °C bis zu 36 Monate.

Weingeist

INCI-Bezeichnung:
Alcohol
Ursprung:
Überwiegend pflanzlich
Weingeist wird unter natürlichen Bedingungen durch biologische Gärung aus Kohlenhydraten, z. B. Zucker, gebildet. Die alkoholische Gärung verläuft durch Hefepilze, die diese Reaktion zur Energiegewinnung nutzen. Große Mengen Alkohol werden in

Deutschland aus Kartoffeln gewonnen. Dieser wird durch Brennen, d.h. Destillation auf Ethanol, und anschließende Reinigung weiterverarbeitet.

Rohstoffbeschreibung:
Weingeist bildet eine farblose, leicht brennbare Flüssigkeit mit typischem Alkoholgeruch, der durch die Reinigung und Mischung neutral sein sollte und keine Rückschlüsse auf die vergorenen Rohprodukte (z.B. Kartoffel) zuläßt.

Einsatzgebiet/Wirkung:
Kosmetikprodukte wie Haarspray, Haargele, Reinigungsemulsionen, Parfüms, After-Shaves u.v.m.. Hier wird er vor allem wegen seiner Funktion als Lösungsmittel, aber auch wegen seiner desinfizierenden und konservierenden Eigenschaften eingesetzt. Da es sich beim Weingeist auch um Trinkalkohol handelt, findet man auch eine Vielzahl an Lebensmittelrezepten in denen Weingeist verarbeitet wird (z.B. zur Herstellung von Likören).

Einsatzkonzentration: 0,5–90 %
Haltbarkeit:
fast unbegrenzt

Tip/Hinweis:
Ab einer Einsatzkonzentration von ca. 10 %, z.B. in einer Creme, entwickelt der Weingeist konservierende Eigenschaften.

Weizenkeimöl

INCI-Bezeichnung:
Triticum Vulgare

Ursprung:
Der Weizenkeim ist das „Herzstück" des Weizenkorns, da er viele lebenswichtige Substanzen enthält. Der Keim enthält ca. 6–10 % natives Weizenkeimöl. Die Herstellung des Öls erfolgt meist mittels spezieller Preß- und Reinigungsverfahren (Kaltverfahren, ohne jegliche Wärmezufuhr).

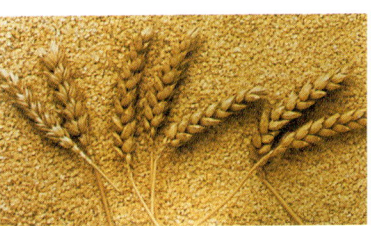

Weizenähren

Rohsoffbeschreibung:
Das Öl zeichnet sich vor allem durch seine essentiellen Fettsäuren, einen hohen Anteil an natürlichem Vitamin E, Keimlecithin, Sterin u.a. aus.
Es verfügt meistens über eine gelb/bräunliche Färbung mit typischem Eigengeruch.

Einsatzgebiet/Wirkung:
Durch den hohen Anteil an essentiellen und ungesättigten Fettsäuren und Vitamin E wird es sehr gerne in Kosmetikprodukte eingearbeitet, die die trockene und empfindliche Haut pflegen.

Einsatzkonzentration: 5–80 %
Verarbeitung:
Fettphase

Lagerbedingungen/Haltbarkeit:
Das Öl sollte vor Licht geschützt und nicht über 75 °C erhitzt werden.
Haltbarkeit ca. 24 Monate

Tip/Hinweis:
Durch den hohen Anteil an essentiellen Fettsäuren ist Weizenkeimöl auch ein sehr wichtiges Öl auf dem Lebensmittelsektor. Damit das Öl nicht ranzig wird, empfiehlt es sich, die Flasche direkt nach dem ersten Öffnen mit ca. 2 % natürlichem Vitamin E als Antioxidanz zu versetzen.

Xanthan

INCI-Bezeichnung:
Xanthan Gum

Ursprung:
Wird aus Mikroorganismen (Xanthomonas campestris und verwandten Mikroorganismen) hergestellt.

Rohstoffbeschreibung:
Feines, helles, leicht gelbliches Pulver

Einsatzgebiet/Wirkung:
Es wird als natürlicher Gelbildner für Masken, Packungen usw. eingesetzt. Wir arbeiten Xanthan auch als zusätzlichen Stabilisator und Gelbildner in Emulsionen ein.

Einsatzkonzentration: 0,1–5 %

Verarbeitung:
In warmgerührten Emulsionen am besten in die Fettphase, um eine bessere Verteilbarkeit zu erzielen. Bei der Herstellung von wäßrigen Gelen am besten ins kalte Wasser einstreuen und dabei rühren und etwas stehen lassen, damit das Xanthan in Ruhe quellen kann, ab und zu etwas umrühren.

Lagerbedingungen/Haltbarkeit:
Trocken. Mindestens 36 Monate.

Tip/Hinweis:
Setzt man Xanthan als zusätzlichen Stabilisator in Emulsionen ein, so erhält man sehr schöne, stabile Emulsionen, die aber eine leicht puddingartige Konsistenz haben. Gute Erfahrungen haben wir mit Xanthan auch beim Andicken von Soßen gemacht.

Zetesol

INCI-Bezeichnung:
MIPA-Laureth Sulfate, Cocamidopropyl Betaine

Ursprung:
Ausgangsmaterial ist pflanzlich. Es handelt sich hier um ein Monoisopropanolammoniumfettalkoholethersulfat mit Fettsäureamidoalkylbetain.

Rohstoffbeschreibung:
Zähe, klare, viskose, gelbe Flüssigkeit

Einsatzgebiet/Wirkung:
Badepräparate, Haarshampoos und Körperreinigungsmittel.

Einsatzkonzentration:
Durch die hohe waschaktive Substanz, die bei ca. 56 % liegt, ist hier eine geringe Einsatzkonzentration möglich. 2–15 %.

Verarbeitung:
Bei Emulsionen z.B. Reinigungsmilch, ins fertige Endprodukt. In Tensidformulierungen am besten als letzte Komponente hinzugeben, da es das Endprodukt meist noch etwas verdickt.

Lagerbedingungen/Haltbarkeit:
Ca. 12 Monate

Tip/Hinweis:
Durch das hohe Schaumbildungsvermögen lassen sich mit Zetesol sehr gut Schaumbäder herstellen.
Vorsicht: Zetesol sorgt für eine erhöhte Viskosität eines Produktes, daher sollte es sehr langsam und genau abgemessen eingearbeitet werden.

Zi Cao

INCI-Bezeichnung:
Caprylic/Capric Triglyceride,
Lithospermum officinale
(Steinsamenwurzel)

Ursprung:
Zi Cao wird durch die schonende
Extraktion von Steinsamenwur-
zeln mit einem oxidationssta-
bilen Neutralöl (Carpylic/Caprin
Triglycerid) gewonnen. Die Stein-
samenwurzel kommt vor allem in
Nordchina und Japan vor.

Rohstoffbeschreibung:
Ölige, klare Flüssigkeit, die nach
längerem Stehen einen leichten
Bodensatz bilden kann. Mit ein-
em leichten Geruch, der an
Beeren erinnert.

Einsatzgebiet/Wirkung:
Körper und Haarpflegeprodukte.
Die getrockneten Wurzeln sind in
der chinesischen Pharmakopoe
als Heilpflanze gelistet und werden dort wegen ihrer entzün-
dungswidrigen Eigenschaften unter anderem für die Behandlung
von Masern, Ekzemen und Verbrennungen eingesetzt. In Kosmetikprodukten wird Zi Cao vor
allem wegen seiner hautpflegenden Eigenschaften bei sehr
empfindlicher, sensibler Haut geschätzt. Die Haut wird in ihrer
Schutzfunktion gestärkt. Zi Cao
Unterstützt die Widerstandsfähigkeit gegenüber Umwelteinflüssen wie Temperaturschwankungen, starke Sonnenbestrahlung und häufigem Waschen.
Aber auch bei starken Hautunreinheiten, wie bei Akne, hat
sich das Extrakt bewährt.

Einsatzkonzentration: 2–5 %

Verarbeitung:
Wasserphase (bis ca. 55 °C) oder
in das fertige Endprodukt.

Lagerbedingungen/Haltbarkeit:
Lichtgeschützt lagern. Ca. 12 Monate.

Tip/Hinweis:
Dieses Extrakt zeigt bemer-
kenswerte Farbeigenschaften. In
sauren Lösungen reagiert es mit
einer tiefroten Farbe. In neu-
tralen Lösungen violett. Bei
schwach alkalischen blauviolett
und in stark alkalischen Lösungen mit einer Blaufärbung.

Wirkstoffe für jeden Hauttyp

trockene, feuchtig-keitsarme Haut	sehr trockene Haut	fette Haut	empfindliche, allergische Haut	Reife Haut	Couperose	Mischhaut
Aloe vera	Aloe vera	Aloe vera	Hyaluronsäure	Orangen-blütenwasser	Aloe vera	Zi Cao
Seidenprotein	Seidenprotein	Kamillenextrakt	Aloe vera	Aloe vera	Hamamelisextrakt	Da Zao
Vitamin A	Vitamin A	Alpha-Bisabolol	Seidenprotein	Seidenprotein	Da Zao	Echinacea
Vitamin A-Fluid HT	Vitamin A-Fluid HT	Hamamelisextrakt	Kamillenextrakt	Kamillenextrakt	Echinacea	Aloe vera
Vitamin E	Vitamin E	Johanniskrautöl	Alpha-Bisabolol	Alpha-Bisabolol	Grüner Tee	Rosenwasser
Vitamin E-Fluid HT	Vitamin E-Fluid HT	Vitamin A	Calendulaöl	Calendulaöl	Meristemextrakt	D-Panthenol 75%
D-Panthenol 75%	Sanddornöl	Vitamin A-Fluid HT	Calendulaextrakt	Calendulaextrakt	Seidenprotein	Vitamin E
Allantoin	D-Panthenol 75%	Lipoderminkonzentrat	Johanniskrautöl	Johanniskrautöl	Zi Cao	Vitamin E-Fluid HT
Algentabletten	Lipoderminkonzentrat	Vitamin E	Vitamin E	Vitamin E		Harnstoff
Kieselsäure	Carotinöl	Vitamin E-Fluid HT	Vitamin E-Fluid HT	Vitamin E-Fluid HT		Allantoin
Nachtkerzenöl	Allantoin	D-Panthenol 75%	Nachtkerzenöl	Nachtkerzenöl		Johanniskrautöl
Apfelessig	Kieselsäure	Arnikaextrakt	Elastinpulver P	Meristemextrakt		Meristemextrakt
Harnstoff	Algentabletten	Propolisextrakt	D-Panthenol 75%	D-Panthenol 75%		Nachtkerzenöl
Hyaluronsäure	Nachtkerzenöl	Algentabletten	Hagebuttenkernöl	Hagebuttenkernöl		
Lipoderminkonzentrat	Borretschöl	Apfelessig	Carotinöl	Borretschöl		
Propolisextrakt	Calendulaöl	Grüner Tee	Apfelessig	Allantoin		
	Calendulaextrakt	Harnstoff	Algentabletten	Algentabletten		
	Echinacea		Fibrostimulin P	Carotinöl		
	Hagebuttenkernöl		Gelee Royale	Zi Cao		
	Harnstoff		Harnstoff	Da Zao		
	Hyaluronsäure		Meristemextrakt	Gelee Royale		
				Harnstoff		
				Rosenwasser		
				Sanddornöl		

Tabelle Etherische Öle

feuchtigkeits-arm trocken	sehr trocken	Mischhaut	fette Haut	reife Haut	allergische Haut	Couperose	Bindegewebs-schwäche
Geranie	Kamille	Geranium	Cajeput	Jasmin	Lavendel	Zedernholz	Eisenkraut
Kamille	Rose	Palmarosa	Zitrone	Karottensamen	Melisse	Zypresse	Fenchel
Muskatellersalbei	Benzoe	Fenchel	Grapefruit	Melisse	Rose	Zitrone	Grapefruit
Fenchel	Jasmin	Rose	Lavendel	Muskatellersalbei	Weihrauch	Cistrose	Oregano
Palmarosa	Geranium	Lavendel	Majoran	Orangenblüte	Marok. Kamille		Eucalyptus-citriodora
			Inula	Vetiver	Myrte		Niaouli
			Salbei	Strohblume	Niaouli		Lemongrass
			Rosmarin verbenon	Cistrose			Majoran
			Eucalyptus dives	Myrte			Orange
			Speiklavendel	Rosmarin verbenon			Limette
			Teebaum				Zypresse
			Calophyllum				Rosmarin camphor
			Marok. Kamille				Atlaszeder
			Thymian linalol				Zitrone
							Salbei

Durchblutungsfördernde Öle:

Salbei, Eucalyptus radiata, Rosmarin verbenon, Karottensamen, Niaouli, Eisenkraut, Strohblume.

Schuppenflechte

Je nach Hauttyp und Rezept gibt man zum Schluß 1-3 Tropfen des gewählten Öles in die fertige Creme.

Begriffserklärung

Allergie	eine Überreaktion des Immunsystems
Atopisch	erhöhte Veranlagung zu allergischen Reaktionen
Dermatitis	entzündliche Hauterkrankung
Ekzem	entzündliche, nässende, nicht ansteckende Hautkrankheit
Endogen	etwas, was im Körper selbst entstanden ist und nicht von außen zugeführt wurde (innenliegend)
Enzym	ein Protein (Eiweißstoff), das für eine Beschleunigung bei Stoffwechselvorgängen sorgt
Gene	Träger der Erbanlagen
Immunglobulin E	körpereigener Eiweißstoff des Abwehrsystems, erhöht die Bereitschaft zu einer allergischen Reaktion durch erhöhte Abwehrkörper
Latent	ruhend, verborgen, versteckt
Lymphdrainage	manuelle Massage, die die Lymphflüssigkeit strömen läßt und eventuele Staus beseitigt
Lymphe	hellgelbe Gewebeflüssigkeit, die aus Lymphplasma und Lymphkörperchen besteht. Sie wird durch das Lymphsystem abgeleitet. In den Lymphknoten befindet sich die Filter–und Entgiftungsstation
Lymphgefäße	dieses System ist für den Stoffaustausch der Gewebe zuständig
Melanin	brauner oder schwarzer Farbstoff der Haut oder der Haare
Melanozyten	Zellen in der Basalschicht der Epidermis, die das Melanin bilden
Ödemisierung	Schwellungen, die durch Ansammlungen wässriger Flüssigkeiten, z.B. der Haut oder der Schleimhäute, gebildet werden
Osmose	Transport eines Lösungsmittels durch eine Membran, die halb durchlässig ist und die gelösten Moleküle zurückhält
Psoriasis	Im Volksmund als Schuppenflechte bezeichnete Hautkrankheit. Erkennbar durch: eine scharfe Begrenzung tritt aber in verschiedenen Größen und Formen auf, die Hautstellen sind mit weißen Schuppen bedeckt und jucken.
Schuppen	Zellverbände, meist abgestorben, die sich von der Haut ablösen
Subkutan	unter der Haut liegend
Symptom	Zeichen einer Krankheit z.B. ein Ekzem bei einer Allergie
Thrombophlebitis	oberflächliche Venenentzündung
Viskosität	Zähigkeit. Die Viskosität eines Stoffes ist ein Maß für sein Fließverhalten, welches bestimmt wird durch den Widerstand, den der Stoff bei gegebener Temperatur der Verschiebung zweier benachbarter, paralleler Schichten entgegensetzt.

Über dieses Buch

Literatur

Barenholz, Yechezkel, „Handbook 1-4 of Nonmedical Applications of Liopsomes", Springer Verlag, Berlin
Bockisch, Michael, „Handbuch der Lebensmittel-Technologie Nahrungsfette und Öle", Ulmer Verlag, 1993
Braun-Falce, O. / Korting, H.C. / Maibach. H. I., „Liposomen Dermatics", Springer Verlag, Berlin, 1992
Dalla Via, Gudrun, „Gesund und schön durch Algen", VGS Verlag, Köln, 1997
Dr. Eckstein, R.A., „Biokosmetik", Verlag Fritz Majer & Sohn, Ansbach, 1986
Dr. Salzmann, Peter, „Venenleiden", Trias Verlag, Stuttgart, 1995
Dr. Boehrses, W. / Pütz, Jean, „Tausendsassa Teebaumöl", VGS Verlag, Köln, 1998
Dr. Movács, Heike / Preuk, Monika, „Kursbuch Haut", Südwest Verlag, München, 1997
Dr. Norton, Ellen, „Wunderbaum Niem", VGS Verlag, Köln, 1996
Dr. Schnaubelt, Kurt, „Neue Aromatherapie", VGS Verlag, Köln, 1995
Dr. Wormer, Eberhard, „So lindern Sie wirksam Schuppenflechte", Mindena Verlag, Augsburg, 1997
Dr, Zittlau, Jörg, „Grüner Tee", Ludwig Verlag, München, 1997
Eggensperger, H., „Pflanzliche Wirkstoffe für Kosmetika", Melcher Verlag
Heinke, Dagmar, „Rat und Hilfe bei Zellulite", Südwest Verlag, München, 1997
Hellmiß, Margot, „Apfelessig", Ludwig Verlag, München, 1997
Korting, Hans Christian, „Dermatotherapie, Berlin, 1995
Lammert, Heidemarie, „Die Quelle der Hoffnung / Heilerfolge am Toten Meer bei Hautkrankheiten, Gelenkleiden, und Asthma", Peter Erd Verlag, München, 1989
Prof. Dr. Borelli, Siegrid / Dr. Engst, Reinhard, „Die Schuppenflechte", Falken Verlag, Niedernhausen, 1995
Pütz, Jean / Niklas, Christine, „Cremes und sanfte Seifen", VGS Verlag, Köln, 1994
Pütz, Jean / Niklas, Christine, „Die 5-Minuten Kosmetik", VGS Verlag, Köln, 1993
Weidemann, Peter, „Heilerfolge durch das Tote Meer und sein Salz", Zwillings Verlag, Pinneberg, 1983
Zeppernich / Langhammer / Lüdcke, „Lexikon der offiziellen Arzneipflanzen", Verlag WdeG, 1984
Schmutterer, H., „The Neem Tree", VCH Verlag, Weinheim, 1996
Schmutterer, H., „Natural Pesticides from the Neem Tree and other tropical plants", GTZ Verlag, Eschborn, 1987
Haas, Nina E., „Naturkosmetik" Die Grundlagen gesunder und natürlicher Hautpflege, Falken Verlag, Niedernhausen, 1990

Dank

Wir danken allen Firmen, die die in dem Buch beschriebenen Rohstoffe herstellen, für die umfangreiche und freundliche Unterstützung mit Foto- und Informationsmaterial. Bedanken möchten wir uns auch bei allen Freunden und Bekannten, die uns hilfreich zur Seite gestanden haben, um dieses Buch zu verwirklichen.
Besonderen Dank für die Mithilfe an:
Dirk Jansen, Carola Lange, Conny Linsel, Verena Lechtenfeld, Christian Mark, Oliver Mertens, Nina Schwarz, Frau und Herrn Timmerhaus, Christa Tüchter und unsere vielen freiwilligen Fotomodelle.

Bildnachweis

Umschlagfoto: Premium Stock Photography, Düsseldorf.
Claudia Kapschinski, Gelsenkirchen Seite 11, 13, 17, 32, 33, 52, 55 links, 56, 61, 62, 65, 89, 96, 99, 100.
Daniel Krämer, Gelsenkirchen Seite 55 rechts, Hans Timmerhaus, Gelsenkirchen Seite 23, 25

Impressum

Verlag und Druck
Copyright © 1998 by
Makossa Druck und Medien GmbH
Pommernstraße 17
45889 Gelsenkirchen
Tel. 02 09 / 9 80 85-0
Fax 02 09 / 98 08 585
e-mail druck.medien@makossa.de
Internet http://www.makossa.de

Satz- und Lithoherstellung
Alpha-Service Team
Pommernstraße 17
45889 Gelsenkirchen
Tel. 02 09 / 87 16 33

Konzeption und Autoren
Claudia Kapschinski
Birgitt Krämer

Gestaltung
Wilfried Rothmann

Hinweis
Alle Vorschläge und Rezepte dieses Buches sind sorgfältig erarbeitet worden. Dennoch erfolgen alle Angaben ohne Gewähr. Die Informationen stellen keinen Ersatz für medizinische Betreuung jeglicher Art dar. Weder die Autorinnen noch der Verlag übernehmen Haftung für eventuelle Nachteile oder etwaige Personen-, Sach- und Vermögensschäden, die sich aus dem Gebrauch oder Mißbrauch der in diesem Buch dargestellten Hinweise und Rezepte ergeben.

Bezugsquellenverzeichnis

Zentrale
Fa. Spinnrad
Am Bugapark 3
45899 Gelsenkirchen
Tel. 02 09 / 17 00 00
Fax: 02 09 / 17 00 040
e-mail: info@spinnrad.de
http://www.spinnrad.de

PLZ / Ort	Filiale / Straße	Lage	Telefon
01239 Dresden - Nickern	Kaufpark	im OG, Nähe Media Markt, Dohnaer Str.246	0351-2882089
04104 Leipzig - City	Dienstleistungszentrum Hauptbahnhof	Nähe Minimal	0341-9612205
04329 Leipzig - Paunsdorf	Paunsdorf Center	neben Kaufland	0341-2518906
06254 Günthersdorf bei Leipzig	Saale Park	Nähe Horten und P+C	03463-820803
07743 Jena	Goethe Galerie	im EG,Goethestraße neben HV Jena Optik, Fußgängerzone	03641-890906
08523 Plauen	Center Bahnhof	Nähe Pro Markt,	Ab 1999
09125 Chemnitz - Alt Chemnitz	Alt Chemnitz Center	Annaberger Str.315	0371 -514226
10177 Berlin	Wintergarten	Friedrichstraße 143-149	Ab 1999
10247 Berlin - Friedrichshain	Frankfurter Allee 53	Nähe U - Bahn Station Samariterstraße	030-4276161
10719 Berlin - Wilmersdorf	Uhlandstraße 43/44	zwischen Lietzenburger Straße und Ludwig Kirch Straße	030-8814848
10789 Berlin - Charlottenburg	Europacenter im EG	Eingang Tauentzienstraße	030-2616106
12163 Berlin - Steglitz	Forum Steglitz	im UG, neben Minimal Schloßstraße 1	030-7911080
12351 Berlin - Gropiusstadt	Gropius Passage	im EG, Nähe Strauss Innovation, Johannisthaler Chaussee 295	030-6030462
12555 Berlin - Köpenick	Forum Köpenick	im UG, Nähe Aldi, Bahnhofstraße 33 - 38	030-6520008
12619 Berlin - Hellersdorf	Spree Center	Eingang gegenüber Markthalle, Hellersdorfer Str. 79 - 81	030-5612081
13055 Berlin - Hohenschönhausen	Allee Center	Landsberger Allee 277	030-97609436
13357 Berlin - Wedding	Gesundbrunnen Center	im UG, Nähe Pro Markt, Badstr. 5	030-49308939
13507 Berlin - Tegel	EKZ Am Borsigturm	Berliner Str. 27	Ab 1999
15745 Wildau	A10 Center an der BAB 10	Abfahrt Königs Wusterhausen	03375-5504696
16303 Schwedt	Oder Center	Nähe Mega Markt	
17033 Neubrandenburg	Marktplatz Center	Eingang bei Burger King, Landgrabenpark 1	03332-421942
18055 Rostock	Rostocker Hof	Treptower Straße	0381-4923281
20146 Hamburg - Rotherbaum	Grindelallee 42	Nähe Dammtorbahnhof, neben Audimax Uni, Fußgängerzone	040-4106096
21075 Hamburg - Harburg	Lüneburger Straße 19	Nähe H+M, Fußgängerzone	
21335 Lüneburg	Grapengießer Straße 25	gegenüber Sparda Bank, Fußgängerzone	04131-406427
22111 Hamburg - Billstedt	Billstedt Center	im UG, gegenüber Runners Point, Billstedter Platz 39	040-73679808
22143 Hamburg - Rahlstedt	Rahlstedt Center	EG, Schwabacher Ebene, Nähe Ausgang, Fußgängerzone	040-6779044
22459 Hamburg - Niendorf	Tibarg Center	im EG, Nähe Bahnhof Altona.	040-392310
22765 Hamburg - Ottensen	Mercado Center	Ottenser Hauptstraße 8	
22850 Norderstedt - Garstedt	Herold Center	im OG, Nähe Minimal, Berliner Allee 38 - 44	040-52883730
22869 Schenefeld	Stadtzentrum Schenefeld	Kiebitzweg 2/Industriestraße	040-83099081
23552 Lübeck	Mühlenstraße 11	Nähe Klingenberg, schräg gegenüber der BFG Bank	0451-7063307
24103 Kiel	Holstenstraße 34, Holstenbrücke	Ahlmann Haus, Nähe Mc Donalds	0431-978728
24534 Neumünster	Marktpassage	Nähe Rathaus, Großflecken 51 - 53, Fußgängerzone	04321-41633
24937 Flensburg	Große Str. 3	gegenüber Union Bank. Fußgängerzone	0461-13761
25524 Itzehoe	Holstein Center	im EG, Nähe Deichmann, Feldschmiedekamp 6	04821-65106
26122 Oldenburg	Gastistr. 26	Nähe Lange Straße, Fußgängerzone	0441-25493
26382 Wilhelmshaven	Nordseepassage	im OG, neben P+C, Bahnhofsplatz 1	04421-455308
26506 Norden	Neuer Weg 38	Fußgängerzone, ehemalige Doornkaat Hauptverwaltung	04931-992859
26789 Leer	EmsPark Leer	Nüttermoorer Str. 2	0491-44203
27568 Bremerhaven	Bürgermeister Smid Str. 53 / City Point / Karstadt	Nähe C+A, Fußgängerzone	0471-44203
27749 Delmenhorst	Lange Str. 96, Fußgängerzone		04221-129331
28195 Bremen - City	Obernstraße 67	Bremer Carré, gegenüber Brinkmann, Fußgängerzone	0421-1691932
28203 Bremen - Steintor	Ostertorsteinweg 42/43	Nähe Goethetheater	0421-3399043
28259 Bremen - Huchting	Roland-Center	Alter Dorfweg 30-50	0421-5798506
30159 Hannover - City	Georgstraße 7	neben Mc Donald´s, gegenüber U - Bahnhof Steintorstraße	0511-7000815
30823 Garbsen - Mitte	Einkaufszentrum Mitte	im EG, gegenüber Jeans Fritz, Havelser- /Berenbosteler Str.	05131-476253
30853 Langenhagen	City Center	Marktplatz 5	0511-7242488
30880 Laatzen	Leine EKZ		0511-8236700
31134 Hildesheim	Angoulemeplatz 2	Fußgängerzone	05121-57311
31785 Hameln	Bäckerstraße 40	Fußgängerzone	05151-958606
32052 Herford	Lübbestr. 12 - 20	Anfang Fußgängerzone schräg gegenüber Karstadt (Ende Fußgängerzone)	05221-529654
32423 Minden	Bäckerstraße 72	Fußgängerzone	0571-87580
32756 Detmold	Lange Str. 36	Nähe Marktplatz, Fußgängerzone gegenüber Mc Donalds.	05231-37695
33098 Paderborn	EKZ/Königplatz 12	Fußgängerzone	05251-281759
33330 Gütersloh	Münsterstr. 6	neben Parkhaus Münsterstraße, Fußgängerzone	05241-237071
33602 Bielefeld	Marktpassage	im EG, Eingang neben H+M schräg gegenüber Karstadt, Fußgängerzone	0521-66152
34117 Kassel	Untere Königstraße 52	Fußgängerzone	0561-14339
35390 Gießen	Kaplansgasse 2 - 4	gegenüber Horten, Fußgängerzone schräg gegenüber C+A, Fußgängerzone	0641-792393
35576 Wetzlar	Langgasse 39	Fußgängerzone	06441-46952
36037 Fulda	City Haus / Laden 6	Bahnhofstr. 4	0661-240638
37073 Göttingen	Gronerstr. 57/58 / Sack 2	Nähe Universitätsplatz	0551-44700
38100 Braunschweig - City		Nähe Karstadt, Fußgängerzone	0531-42033
38226 Salzgitter	Fischzug 12	Nähe City Point, Fußgängerzone	05341-178729
38440 Wolfsburg	Südkopfcenter	im EG, gegenüber kunstmuseum	05361-15004
38640 Goslar	Kaiserpassage		05321-43963
39104 Magdeburg - City	City Carré	im EG, Eingang Breite Straße gegenüber Hauptbahnhof, Kantstr. 5a	0391-5666740
39326 Hermsdorf	EKZ Elbe Park	direkt an der A2 Ausfahrt Irxleben	039206-52207
40212 Düsseldorf - City	Schadowstraße 80	gegenüber Karstadt	0211-357105

Nordrhein-Westfalen / Rheinland (Filialverzeichnis)

PLZ / Ort	Filiale / Straße	Lage	Telefon
40217 Düsseldorf - Friedrichstadt	Friedrichstraße 12	Nähe LVA Hauptverwaltung	0211-3859444
40477 Düsseldorf - Derendorf	Nordstraße 79	gegenüber Tchibo	0211-4984725
40721 Hilden	Bismarckpassage	Zwischen Mittelstr. und Warrington Platz	02103-581937
40878 Ratingen	Oberstraße 29	schräg gegenüber Woolworth, Fußgängerzone	02102-993801
41061 Mönchengladbach - City	Hindenburgstr. 173	Fußgängerzone gegenüber Vituscenter	02161-227228
41236 Mönchengladbach - Rheydt	Galerie am Marienplatz Zollstraße 1 - 7	im EG, Nähe Runners Point	02166-619739
41460 Neuss	Rathausgalerie	Ecke Oberstraße, gegenüber Horten	02131-276708
41539 Dormagen		Nähe Mensing, Kölner Str. 98, Fußgängerzone	
41747 Viersen	Hauptstraße 85	gegenüber Woolworth, Fußgängerzone	02133-49045
42103 Wuppertal - Elberfeld	Herzogstraße 28	Nähe C+A, Fußgängerzone	0202-441281
42275 Wuppertal - Barmen	Alter Markt 7	Am Kaufhof	0202-551753
42551 Velbert	Friedrichstr. 168	schräg gegenüber Woolworth, Fußgängerzone	02051-52727
42651 Solingen	Hauptstr. 28	neben Bachtor Center, Fußgängerzone	0212-204041
42853 Remscheid	Alleestr. 30	schräg gegenüber Sinn Leffers, Fußgängerzone	02191-420867
44135 Dortmund - City	Bissenkamp 12 - 16	Nähe Neubau Boecker	0231-578936
44532 Lünen	Lange Str. 32	Nähe Deichmann, Fußgängerzone	02306-258186
44575 Castrop Rauxel	EKZ Widumer Platz	Lönsstraße, Nähe Allkauf	02305-27215
44623 Herne	Bahnhofstr. 45	Fußgängerzone, Ecke Neustraße	02323-53021
44787 Bochum - City	Kortumstr. 33	Nähe Bermuda Dreieck	0234-66123
44791 Bochum - Harpen	Ruhrpark Shoppingcenter	neben Allkauf	0234-708678
44801 Bochum - Querenburg	Uni Center Querenburg	gegenüber Cinema (Kino), Querenburger Höhe 111	
45127 Essen - City	City Center Bochumer Str. 16	am Rathaus, Porscheplatz 21	0201-221295
45276 Essen - Steele		neben Blumen Risse, Fußgängerzone	0201-512104
45329 Essen - Altenessen	EKZ Altenessen	im OG, Nähe Karstadt, Altenessener Straße 411	0201-333617
45468 Mülheim - City	Forum City	im UG, am Bus - / Hauptbahnhof, Eingang Süd 2 I	0208-34907
45472 Mülheim - Heißen	Rhein Ruhr Zentrum Centro / Neue Mitte Oberhausen	Eingang Nord 1 I	0208-498192
45525 Hattingen	Obermarkt 1	gegenüber Deichmann Ecke Hansastraße, Fußgängerzone	0208-21970
45657 Recklinghausen	Kunibertistr. 28	Nähe Marktplatz, gegenüber Agathakirche, Fußgängerzone	0208-27065
45721 Haltern	Merschstr. 6	Obere Ladenstraße 68, Eingang Bushahnhof	02041-684484
45768 Marl - Mitte	EKZ Marler Stern		02362-45748
45879 Gelsenkirchen - City	WEKA Kaufhaus Klosterstr. 13	Bahnhofstraße 55-65, Ecke Augustastr.	02871-186024
45879 Gelsenkirchen - City		Nebenstraße der Bahnhofstraße, Parkhaus Abstraße	
45894 Gelsenkirchen - Buer	Horster Str. 4	gegenüber Städt. Museum	0281-34794
45964 Gladbeck	Hochstr. 29 - 31	im EG, Nähe Karstadt, Fußgängerzone	
46047 Oberhausen - Neue Mitte	Centro / Neue Mitte Oberhausen	im EG, Marktweg, Nähe C+A	02064-72328
46049 Oberhausen	Bero Center 110	Eingang Nord I	
46236 Bottrop	Kirchplatz 4	gegenüber Deichmann	02043-21293
46282 Dorsten	Recklinghäuser Str. 4	Nähe Marktplatz, gegenüber	02362-45748
46395 Bocholt	Westmünster-Center Osterstraße 51	Willi-Brandt-Straße 10	02871-186024
46397 Bocholt	Hohe Str. 26	Nähe Sinn, Fußgängerzone	
46483 Wesel	Neustraße 31 - 33	neben Apollo Shop, Fußgängerzone	0281-34794
46535 Dinslaken	Königstraße 42	neben André Schuhe, Fußgängerzone	02064-72328
47051 Duisburg - City		gegenüber Sparkasse und Cafe Dobbelstein, Fußgängerzone	0203-284497

PLZ / Ort	Filiale / Straße	Lage	Telefon
47441 Moers	EKZ Neumarkt Eck Hansa Zentrum 42/43	im EG, am Rathaus / im EG, am Hauptbahnhof, Fußgängerzone	02841-23771
47798 Krefeld - City	Neumarkt 2	gegenüber Kaufhof/Horten, Fußgängerzone	02151-395635
47798 Krefeld - City			02151-22547
48143 Münster	Ludgeristr. 114	Fußgängerzone	0251-42352
48282 Emsdetten	EKZ Villa Nova	im EG, Bahnhofstraße 2 - 8	02572-88447
48431 Rheine	Münsterstr. 6	Nähe Marktplatz, Fußgängerzone	05971-13548
48653 Coesfeld	Schüppenstraße 12	Eingang in der Süringstraße	02541-82747
49074 Osnabrück	Große Str. 84 - 85	Neue Passage, Nähe Deichmann, Fußgängerzone	0541-201373
50672 Köln - City	Bazar de Cologne	Mittelstr. 12 - 14, U Ebene, Nähe Severinskirche	0221-256606
50676 Köln - Südstadt	Severinstr. 53	100 m vom Neumarkt	0221-3100018
50765 Köln - Chorweiler	City Center Chorweiler	im OG, Nähe City Buchhandlung, Mailänder Passage 1	0221-7088940
50823 Köln - Ehrenfeld	Venloer Str. 336	neben Dresdner Bank	0221-5103342
51065 Köln - Mülheim	Galerie Wiener Platz Hauptstraße 73	Ende der Fußgängerzone	0214-403131
51373 Leverkusen	Adalbertstr. 110	gegenüber Adalbertkirche, Fußgängerzone	0241-20453
52062 Aachen - City	Retelstr. 3	Ecke Büchel, Am Markt	0241-25254
52222 Stolberg	Rathausgalerie	Steinweg 83 - 89, Fußgängerzone	02402-21245
52249 Eschweiler	Grabenstraße 66	neben Fielmann, Fußgängerzone	02403-15286
52349 Düren	Josef Schregel Str. 48	gegenüber Langemarck Park	02421-10082
53111 Bonn - City	Poststraße 4	am Hauptbahnhof	0228-636667
53177 Bonn - Bad Godesberg	Theaterplatz 2	Nähe Busbahnhof Koblenzer Straße	0228-351075
53757 St. Augustin - Ort	Huma EKZ	im OG, Rathausallee 16	02241-27040
53879 Euskirchen	Kino Center Galleria Fleischstraße 11	im EG, Eingang neben C+A	02251-782191
54290 Trier	Kirschgarten 4	Seitenstraße der Augustinergasse	0651-48237
55116 Mainz - Altstadt	Lotharstraße 9	Nähe Woolworth, Fußgängerzone	06131-228141
55116 Mainz - City	Löhrstr. 16 - 20	gegenüber Wehmeyer, Fußgängerzone	06131-233373
56068 Koblenz	Langendorfer Str. 111	Nähe Mc Donalds, Fußgängerzone	0261-14925
56564 Neuwied	City Galerie	Am Bahnhof 19	0261-357661
57072 Siegen	Marburger Str. 34	Oberstadt	0271-54540
57072 Siegen	Elberfelder Str. 37	Nähe Nordwall	
58095 Hagen	Hüsingstr. 22 - 24	neben Dresdner Bank, Fußgängerzone	02331-17438
58239 Schwerte	Bahnhofstraße 38	Eingang Altenaer Straße, gegenüber Verbraucherzentrale	02304-990293
58452 Witten	EKZ Stern Center	gegenüber C+A, Fußgängerzone	02302-275122
58511 Lüdenscheid	Alter Rathausplatz 7 Bahnhofstraße 1 c	gegenüber Kaufhalle, Fußgängerzone	02351-22907 / 02371-23296
58636 Iserlohn	Weststraße 16	Nähe Tchibo, Fußgängerzone	02381-20245
59065 Hamm	Oststraße 44	Nähe Woolworth, Fußgängerzone	02307-235387
59174 Kamen	Lippe Galerie Kaiserstraße 11	Eingang Kahlenstraße/Langestraße schräg gegenüber	02382-806677 / 02941-58332
59227 Ahlen			
59555 Lippstadt			
60311 Frankfurt - City	Nord West Zentrum Herrenstraße 37	Commerzbank Gebäude / im OG, Tituscorsostr. 2b gegenüber S - Bahnstation	069-291481 / 069-584800
60439 Frankfurt - Nordweststadt			
63065 Offenbach	City Galerie	Marktplatz, am Rathaus im EG neben Tchibo	069-825648
63739 Aschaffenburg	Wilhelminenstraße 2	Goldbacher Straße 2 Ecke Elisabethenstraße, Fußgängerzone	06021-12662
64283 Darmstadt	Wilhelminenpassage		
64283 Darmstadt	Mauritius Galerie Bahnhofstraße 4		
65183 Wiesbaden			
65549 Limburg			
66111 Saarbrücken	Saarpfalz Center	2. Ebene, gegenüber Forum Gemini	06151-294525
66424 Homburg/Saar	Dudweiler Str. 12	Nähe Bahnhof zwischen Bahnhofstraße und Kaiserstraße	06151-22078 / 06431-35766
67059 Ludwigshafen	Bismarckstraße 106	Nähe Horten, Fußgängerzone	06841-5351 / 0621-526664
67547 Worms	Obermarkt 12	Ecke Hafergasse, Nähe Tchibo	06241-88642

Renate Ahrens
Am Salz Moor 6A
29328 Faßberg Münden

PLZ / Ort	Adresse	Lage	Telefon
67655 Kaiserslautern	Pirmasenser Str. 8	Fußgängerzone neben Karstadt, K1.5, bis Mitte Januar 1998	0631-696114
68159 Mannheim	Kurpfalzpassage	gegenüber Karstadt, Fußgängerzone	0621-154662
68161 Mannheim	U 1,2	Rohrbacher Straße 6 - 8d	0621-1560425
69115 Heidelberg	Das Carré	am Hauptbahnhof	06221-166825
70173 Stuttgart - City	Lautenschlager Str. 3	gegenüber U - Bahnstation	0711-291469
70372 Stuttgart - Bad Cannstatt	Bahnhofstraße 1 - 5	Wilhelmsplatz	0711-562113
71084 Böblingen	Kaufzentrum	Nähe Hertie, Fußgängerzone	07031-233664
71638 Ludwigsburg	Sindelfinger Allee Marstall Center	im OG gegenüber Karstadt, Ende der Fußgängerzone	07141-902879
72070 Tübingen	Kirchgasse 2	zwischen Holzmarkt und Marktplatz	07071-52571
72764 Reutlingen	Metzgerstraße 4	Parallelstraße zur Wilhelmstraße, gegenüber HBF	07121-320415
73430 Aalen	Marktplatz 20	am Marktplatz, neben Kaufring Galerie, Fußgängerzone	07361-66543
73728 Esslingen - City	Roßmarkt 1	Ecke Pliensaustraße, Fußgängerzone	0711-350199
73733 Esslingen - Weil	Neckar Center	an der B 10, Weilstraße 227	0711-386905
74072 Heilbronn	Sülmerstraße 34	Fußgängerzone, am Hafermarktturm	07131-962138
75172 Pforzheim	Bahnhofstraße 10	neben Mc Donalds	07231-353071
76133 Karlsruhe	Kaiserstraße 170	schräg gegenüber Hauptpost	0721-24845
76829 Landau	Rathausplatz 10	direkt am Marktplatz	0634-85818
77652 Offenburg	Steinstraße 28	Nähe Karstadt, Fußgängerzone	0781-1665
78050 VS - Villingen	Niedere Str. 37	im OG, Eingang A/B	07721-32575
78224 Singen	Scheffelstraße 9	gegenüber Nordsee	07731-68642
78462 Konstanz	Hussenstraße 24	Nähe Post	07721-32575
78532 Tuttlingen	Hecht Carre	gegenüber Hertie, Fußgängerzone	07731-15329
79098 Freiburg	Oberlindenpassage	Fußgängerzone Marktplatz	0461-76961
80331 München - City	Asamhof	Herrenstraße 49 Sendlinger Straße 66,	0761-381213
80797 München - Nordbad	Schleißheimer Str. 100	Passageneingang gegenüber Tchibo	089-264159
83022 Rosenheim	Stadtcenter	Ecke Görresstraße	089-1238685
83278 Traunstein	Maxstraße 33	im EG, Kufsteiner Str. 7, Brixstraße	08031-33536
83395 Freilassing	Hauptstraße 29	Neben Schiller Apotheke	0861-69506
85057 Ingolstadt - West	West Park	gegenüber Hl. Markt	08654-47877
86150 Augsburg	Viktoriapassage	im OG, neben P+C,	0841-87822
87435 Kempten	Fischersteige 4	gegenüber Hauptbahnhof 50 m von der Fischerstraße entfernt	0821-155482
88212 Ravensburg	Eisenbahnstraße 8	Nähe Marienplatz, Fußgängerzone	0831-24503
89077 Ulm - Weststadt	Blautal Center	im EG, am Haupteingang rechts, Blaubeurer Str. 95	0751-14489
89231 Neu Ulm	Mutscher Center	Nähe Haupteingang, Borsigstr. 15	0731-9314111
90402 Nürnberg - City	Pfannenschmidsgasse 1	Nähe Lorenzkirche	0731-723023
90402 Nürnberg - City	Grand Bazar	Karolinenstr. 45,	0911-248834
90762 Fürth	City Center	Ecke Krebs - und Brunnengasse im UG, schräg gegenüber C+A, Alexander Str. 11	0911-232533
91054 Erlangen	Hauptstr. 46	gegenüber Altstadtmarkt am Marktplatz	0911-773663
91126 Schwabach	Königstraße 2	Ecke Königstraße,	09131-201043
93047 Regensburg	Maximilianstr. 14	gegenüber Woolworth	09122-16849
94469 Deggendorf	Degg´s Einkaufspassage	Hans-Krämer-Straße 31	0941-51150
95028 Hof	Ludwigstr. 47	gegenüber Modehaus Wöhrl	0991-3790052
96052 Bamberg	EKZ Atrium	im EG, gegenüber Wöhrl, Ludwigstr. 2, am Hauptbahnhof	09281-3641
96450 Coburg	Steinweg 24	Nähe Spitaltor, Fußgängerzone	0951-202588
97070 Würzburg	Kaiserstraße 16	zwischen Eichhornstraße und Barbarossaplatz	09561-99414
99085 Erfurt - Nord	Thüringen Park	im EG, neben Quelle, an der B4, Ausfahrt Thüringen Park	0931-15608
			0361-7462048

Register